新版 ステロイドがわかる本

●病気別
使い方と副作用の
正しい知識

宮坂信之[編著]
東京医科歯科大学名誉教授

法研

はじめに

この本は、平成20年に出た初版を改訂したものです。この間の医療の進歩に合わせて、内容をアップデートしてあります。

ステロイドは、世間ではよく知られていることばです。しかし、その意味や作用を正しく理解している人はそう多くはないと思います。ステロイドを使用する医師にとっては、ときには劇的な有効性を示す「ミラクルドラッグ」です。しかし、ときにはその副作用で手痛いしっぺ返しを食らうこともある薬です。また、患者さんやそのご家族にとっては、ステロイドの副作用の面にのみ注目が集まり、「ステロイドは怖いクスリ」というイメージが定着しつつあります。

ステロイドとは、本来は、ステロイド環と呼ばれる化学構造を持った物質の総称です。このうち、ホルモンとしての作用を持ったものがステロイドホルモンです。

ステロイドホルモンは、副腎の皮質と呼ばれる部分から作られます。ステロイドホルモンの中で炎症を強く抑えるのは糖質コルチコイドで、ヒトではコルチゾールと呼ばれます。そして、この糖質コルチコイドを合成して薬にしたものが副腎皮質ステロイドです。この本では、副腎皮質ステロイドのことを省略してステロイドと呼ぶことにします。

ステロイドには、強い抗炎症作用と免疫抑制作用の2つの作用があります。このような作用を併せ持つくすりは他にはありません。このため、医療現場で最もよく使用されます。ステロイドにはいろいろな種類があり、しかも使い方は内服、注射、塗布などさまざまです。また、使われる病気も、アレルギー、自己免疫疾患、ショックなど多様です。一方で、むやみやたらにステロイドを使うと、さまざまな副作用が起こって困ることもあります。

この本は、医師、看護師などの医療に携わる方々、患者さんおよびそのご家族などのために、わかりやすく書かれたステロイドの解説書です。

書いているのは、東京医科歯科大学医学部附属病院を中心にして実際に診療にあたっている第一線の医師たちです。また、各章の終わりにはQ＆Aを設け、日常よく出る質問に対して執筆者がわかりやすく説明をする工夫をしています。

この本を作るにあたり、秘書の藤明理恵さんにはこまごまとした事務作業をお願いしました。協力なくしては、この本は完成しませんでした。ここに深謝を致します。

この本を読んでステロイドに対する誤解を解いてください。これを読めば、ステロイドは「怖いクスリ」ではなくなるはずです。

宮坂信之

平成28年5月

新版　ステロイドがわかる本　目次

CONTENTS

第2章 ステロイドの副作用

第3章

ステロイドを使うおもな病気

【膠原病・リウマチ内科】 58

CONTENTS

Q&A

【呼吸器内科】 112

CONTENTS

CONTENTS

CONTENTS

本書は2008年刊行の『ステロイド薬がわかる本』について最新の医学的知見をもとに内容の修正を行い、新たに呼吸器と耳鼻咽喉科の5疾患を追加した、上記図書の改訂増補版となるものです。

企画編集協力／アーバンサンタクリエイティブ
カバー装丁／林健造
本文イラスト／志賀均
DTP／（株）キャップス

第1章

ステロイドについて知りましょう
（基礎知識）

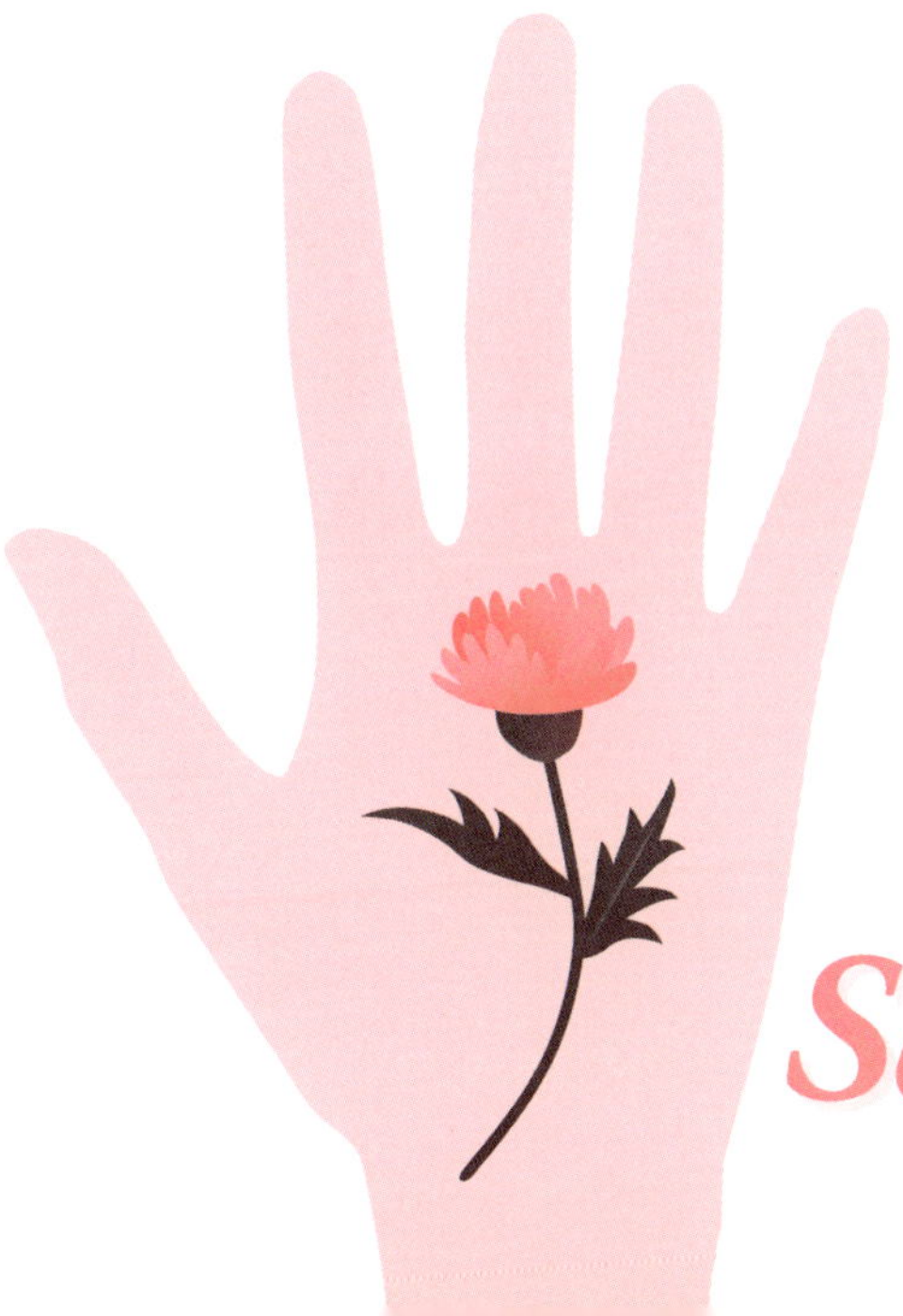

Section 1

ステロイドの歴史

兵士の戦闘能力を高めるクスリとして開発された

ステロイドが合成されたきっかけは戦争です。ドイツでは第二次世界大戦のさなか、兵隊の戦闘能力を高めるための「クスリ」探しが進められていました。夜間の行軍能力を上げ、さらに戦闘能力を高めることができれば、より高い戦果を上げることができると考えたのです。まさに、今でいうドーピングです。

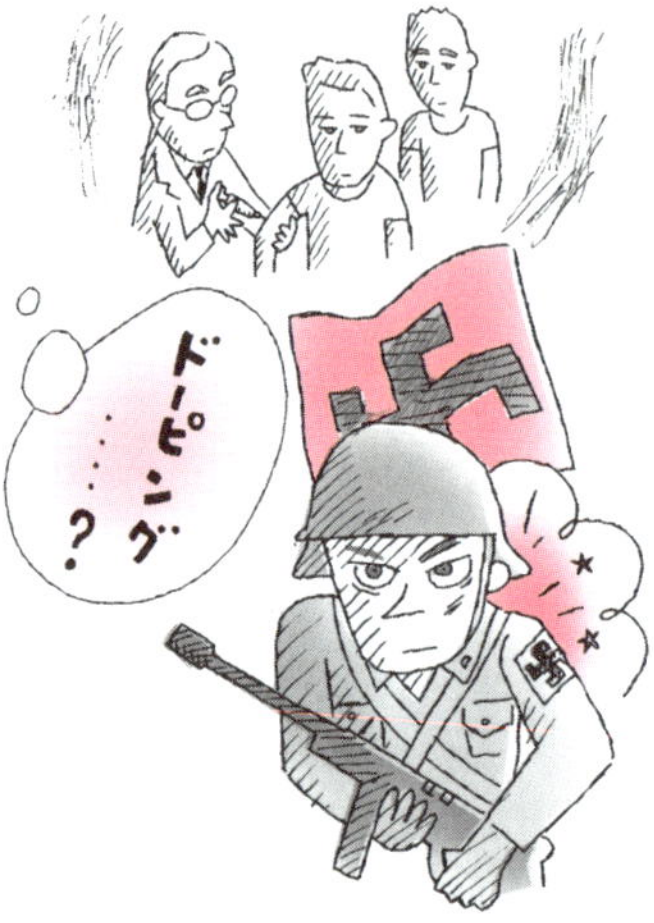

まず、動物実験において副腎皮質組織の抽出物にマウスの身体能力を高める作用がある物質があることが明らかにされました。それ以来、ドイツとアメリカがその分離・精製にしのぎを削ることになりました。その結果、メイヨークリニックのエドウィン・ケンドールが副腎皮質ホルモンの抽出に成功、バーゼル大学のタデウス・ライクシュタインがコルチゾンの合成に成功し、これらの成果をもとにしてアメリカのメルク研究所がコルチゾンの大量生産にとりかかったのです。これがステロイドの薬としての歴史の始まりです。しかし、幸いにしてステロイドを戦争に応用する前に第二次世界大戦は終わってしまい、「ドーピング」は行われずに済みました。

関節リウマチの「夢の治療薬」として ノーベル賞を受賞したが……

一方、ケンドールと同じ大学で働いていたフィリップ・ヘンチは、関節リウマチの疾患活動性が黄疸と妊娠によって改善することに着目しました。そして、メルク社に依頼をして、これまで有効な治療薬のなかった関節リウマチ（リウマチと略）に対する臨床試験を開始したのです。果たしてその結果は劇的でした。それまで痛みに苦しんでいた患者が痛みから解放され、ＱＯＬの劇的な改善がみられたのです。このため、リウマチに対する「夢の治療薬」がとうとう出現したと思われ、ヘンチ、ケンドール、ライクシュタインの３名は１９５０年にはノーベル賞を受賞しました。

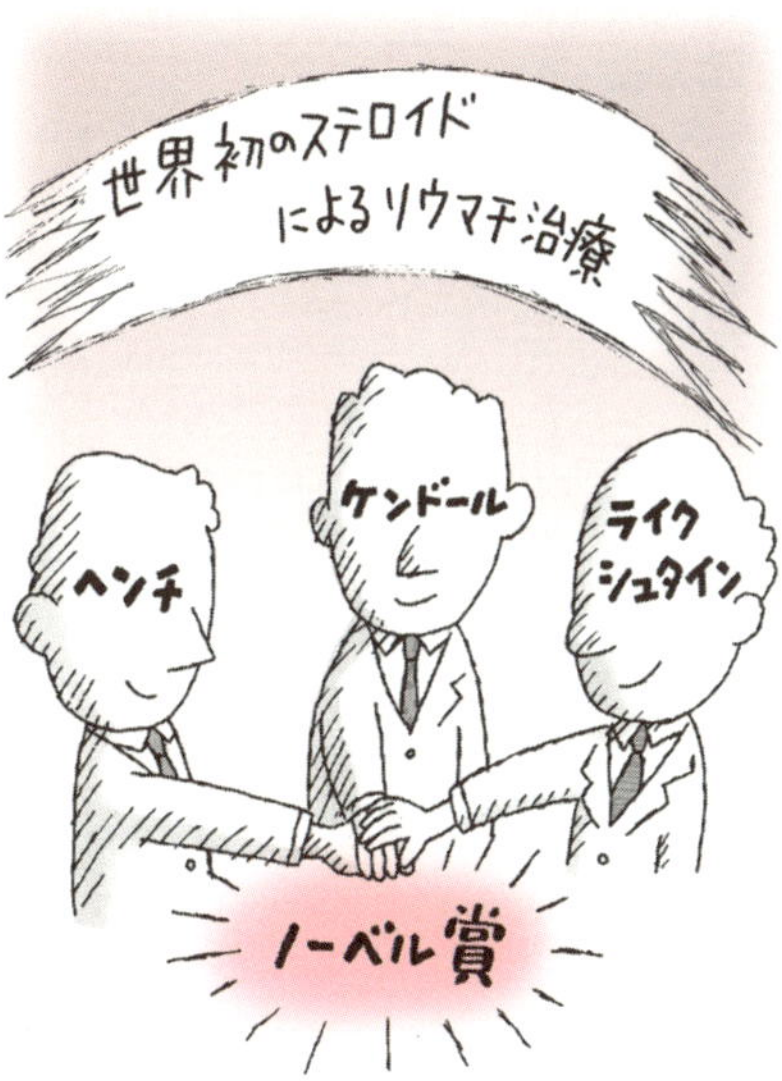

しかし、そのような多大の期待にもかかわらず、その後のステロイドのリウマチに対する治療成績は決してめざましいものではありませんでした。１９５０年以降行われたいくつかの臨床試験では、ステロイドは臨床症状の改善はもたらすものの、関節破壊や機能予後に対しては有効性を示すデータは得られませんでした。むしろ、ステロイド中止によって病状は増悪すること、しかも長期使用すれば副作用が増加することなどが明らかとなりました。このため、リウマチの治療にステロイドを単独で使用することはなくなってしまったのです。

ステロイドとはどんな薬

生命の維持に必要不可欠なホルモン

ステロイドは、本来は副腎で産生されるホルモンです。体の中でコレステロールから合成されます。

副腎には外側の皮質と内側の髄質があります。ステロイドは、副腎皮質から作られるために副腎皮質ホルモンとも呼ばれます。ヒトではコルチゾールです。このホルモンは体の恒常性を維持するのに大切で、体がストレスに曝されたときに産生されます。もしも、動物から両側の副腎を摘出してしまうと、1～2週間のあいだに死亡してしまいます。このように、ステロイドホルモンは生命の維持に必要不可欠なホルモンです。

ステロイドホルモンには、糖質コルチコイド（グルココルチコイド）と鉱質コルチコイド（ミネラルコルチコイド）の2種類があります。このうち、糖質コルチコイドの作用を持ったステロイドホルモンを化学的に合成したものが副腎皮質ステロイドです。以下、ステロイドと略します。

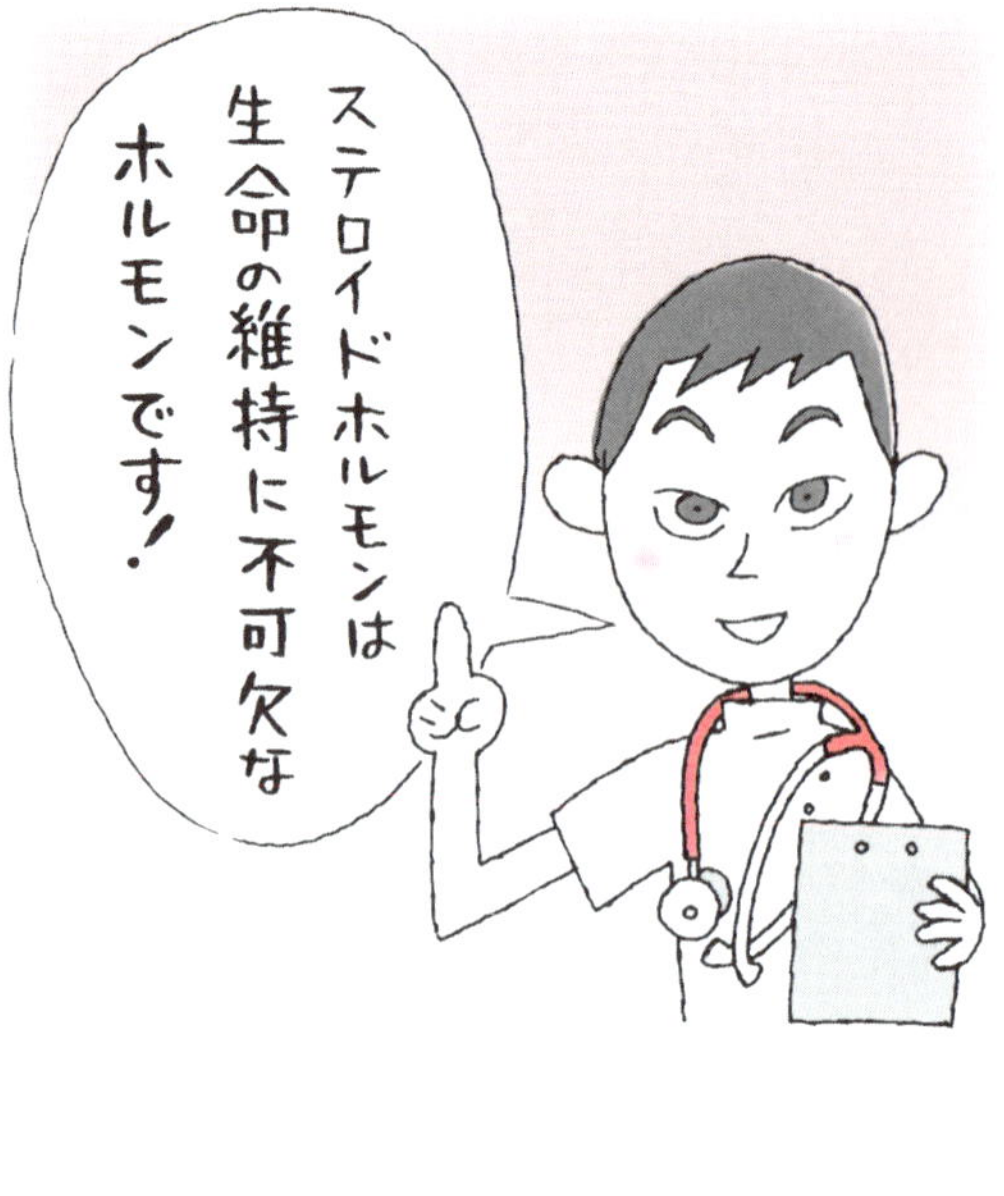
ステロイドホルモンは
生命の維持に不可欠な
ホルモンです！

ステロイドはどうして効くのか？

遺伝子の特定部位と結合して薬の作用を発揮する

血中に移行したステロイドの一部はタンパクと結合して運ばれますが、細胞内に入るのはタンパクと結合していないステロイドです。細胞内に入ったステロイドは、細胞質内にある特異的な受容体（グルココルチコイドレセプター：ＧＲ）と結合します。このＧＲは体の中のすべての有核細胞（核を持った細胞のこと）に発現されており、ステロイドが細胞内に入ってくると複合体を形成して核内に移行します。次に、この複合体がある遺伝子の特定部位（グルココルチコイド・レスポンス・エレメント：ＧＲＥ）と結合すると、下流にある特定の遺伝子発現が増えたり、減ったりすることになります。その結果、ステロイドの作用が発揮されるというわけです。

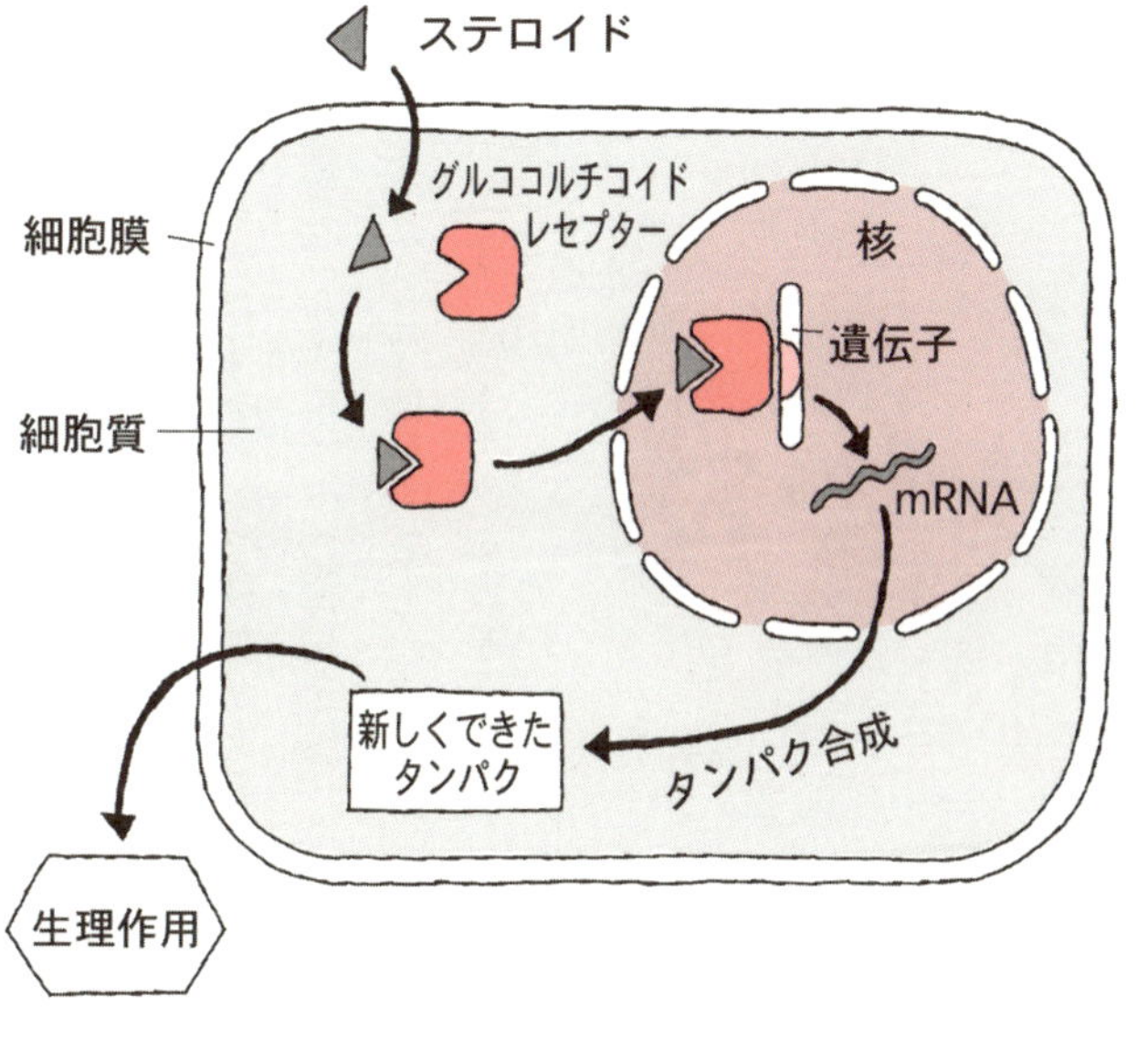

ステロイドの作用

非常に強い抗炎症作用と免疫抑制作用

すでに述べたように、ステロイドに対するレセプターはすべての有核細胞にありますので、ステロイドは体中に作用することができます。その中でも特に注目されているのが、非常に強い抗炎症作用と免疫抑制作用です。ステロイドは、炎症に関係するサイトカイン、プロスタグランジンなどの産生を強力に抑制したり、リンパ球の機能を抑えることによって、非常に強い抗炎症作用と免疫抑制作用を発揮します。その他、糖代謝、脂質代謝、骨代謝などにも作用するために、糖尿病、脂質異常症、骨《こつ》粗《そ》鬆《しょう》症《しょう》などの副作用が起こることになります。また、電解質代謝にも関係するため、体内へのナトリウムの貯留を介して高血圧を引き起こしたりもします。

ステロイドの作用

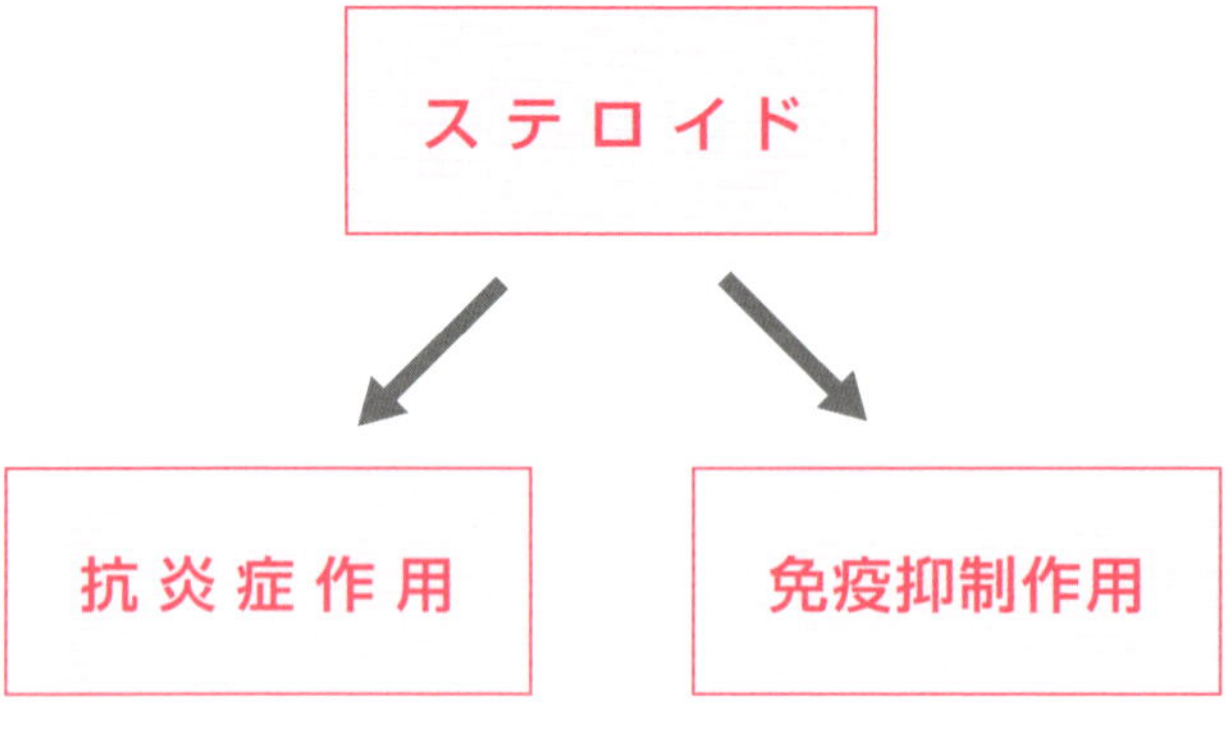

ステロイドの種類

最もよく使われるのはプレドニゾロン

人工的に薬として合成されたステロイドにはいろいろな種類があります。その種類によって血中半減期、抗炎症効果などが異なります（表）。

最もよく使われているのはプレドニゾロン（商品名プレドニン。以下（　）内は商品名）です。プレドニゾロン換算で1日5mg相当のホルモンが副腎から作られていますので、5mgのプレドニゾロンを飲むということは、自分自身が毎日作っている量と同じ量を補うことになります。このほか、メチルプレドニゾロン（メドロール）、デキサメタゾン（デカドロン）、ベタメタゾン（リンデロン）などがよく用いられます。いずれも1錠の中のステロイドの量はほぼ同じです。また、このほかにプレドニゾロンの1mg錠というのもあり、主としてステロイドを減量する際に用いられます。

ステロイドの効力比較

ステロイド	血漿半減期（時間）	糖質コルチコイド作用	鉱質コルチコイド作用	等価投与量（mg）
コルチゾン	1.2〜1.5	0.8	0.8	25
ヒドロコルチゾン	1.2〜1.5	1	1	20
プレドニゾロン	2.5〜3.3	3.5〜4	0.8	5
メチルプレドニゾロン	2.8〜3.3	5	0.5	4
デキサメタゾン	3.5〜5.0	25〜30	0	0.5〜0.75
ベタメタゾン	3.5〜5.5	25〜30	0	0.5〜0.75
パラメタゾン	5.0〜	10〜20	0	2

ステロイドの飲み方

二つの理由から朝に多い量を飲むのが普通

ステロイドホルモンは1日の中でも早朝に作られます。人間の体は生命の維持に必要なホルモンを朝のうちに作っておき、ストレスなどに対処しようとしています。ですから、ステロイドも朝に多い量を飲むのが普通です。

たとえば、プレドニゾロンで1日20㎎（4錠）を服用している場合には、朝2錠、昼1錠、夕1錠という飲み方をします。また、量が少ない場合は朝だけ飲みます。これは体内のステロイドホルモンの働きにあわせるためです。

ステロイドを朝だけ飲むのには、もう一つの理由があります。それは、このほうが副腎からのホルモン産生を刺激できるからです。いつも朝、昼、夕と同じ量のステロイドを飲んでいると、血中濃度も一定に保たれるため、副腎の機能は抑制されてしまいます。朝だけステロイドを服用する場合には、夕方から明け方にかけてはステロイドの血中レベルはほとんどゼロになります。その結果、副腎は刺激され、ステロイドホルモンを産生する能力も回復しやすいということになります（詳細は24頁参照）。

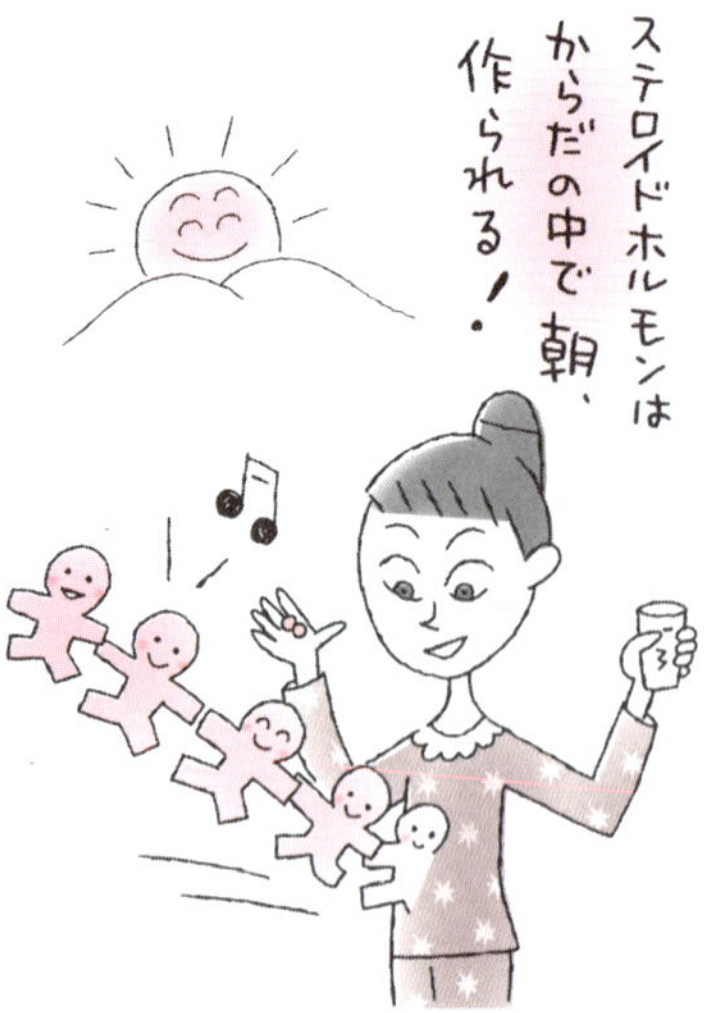
ステロイドホルモンは
からだの中で朝、
作られる！

病気が再燃しない維持量を長期間服用する

　ステロイドは当初は大量に用い、その効果が出たら漸減します。膠原病では、初回量を大体4週間前後続け、症状および検査結果の改善を確認したら徐々に減量します。これを漸減《ぜんげん》と言います。減量のスピードは病気の状態にもよりますが、2～4週間ごとに初回量の5～10％前後を減量します。

　そして、これ以上減らすと再燃してしまう、あるいはこの量さえ飲んでいれば再燃しない、というぎりぎりの量を長期間服用します。これを維持量といいます。

　維持量になると、お薬を1日おきに飲む場合もあります。隔日療法という方法です。たとえば、プレドニゾロンで1日10㎎を飲んでいる場合に、これを1日目は20㎎、そして2日目は飲まないという方法です。あるいは、1日目は15㎎、2日目は5㎎という飲み方もあります。

　このような隔日療法は副腎皮質の萎縮を防ぐことが知られています。ただし、だれにでもできるわけではありません。ステロイドの量が少ない日には疲れやすくなったり、あるいは動けなくなる人もいます。このような人には隔日療法は向いていません。

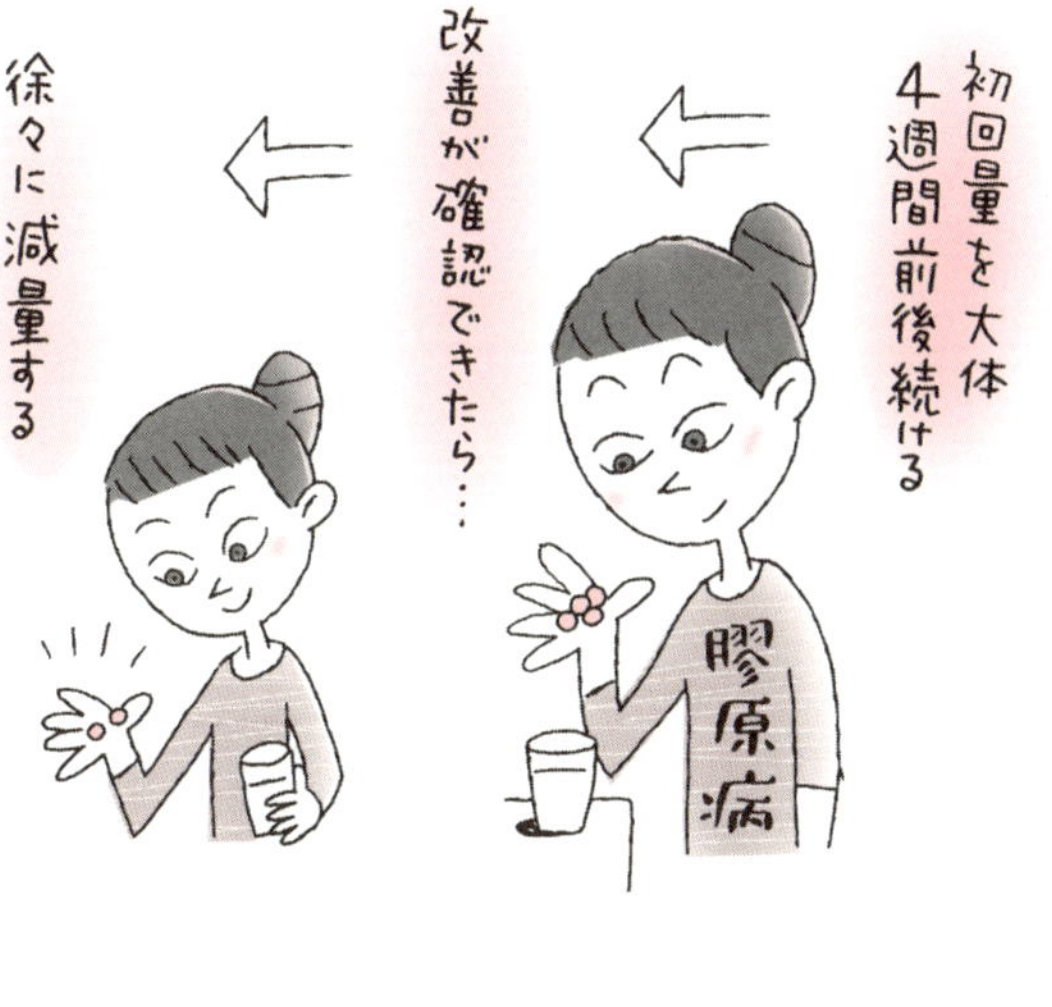
初回量を大体4週間前後続ける
膠原病
改善が確認できたら…
徐々に減量する

ステロイドホルモン産生調節のメカニズム

ネガティブ・フィードバック機構で生体を調節

ここでステロイドホルモンの産生のメカニズムをご説明しましょう。生体にストレスがかかると、脳の中の視床下部から下垂体を刺激するホルモン（ＣＲＦ）が出ます。すると、下垂体はＣＲＦに反応してＡＣＴＨと呼ばれるホルモンを作ります。このＡＣＴＨが副腎皮質を刺激すると、副腎皮質ステロイドホルモンが産生されることになります。そしてステロイドホルモンの血中濃度が十分に上がると、視床下部に作用してＣＲＦの産生を抑えます。その結果、ＡＣＴＨが出なくなり、そしてステロイドホルモンの産生も抑制されます。これはネガティブ・フィードバック機構と呼ばれる生体の調節機構です（図）。

ステロイドホルモン産生の
ネガティブ・フィードバック機構

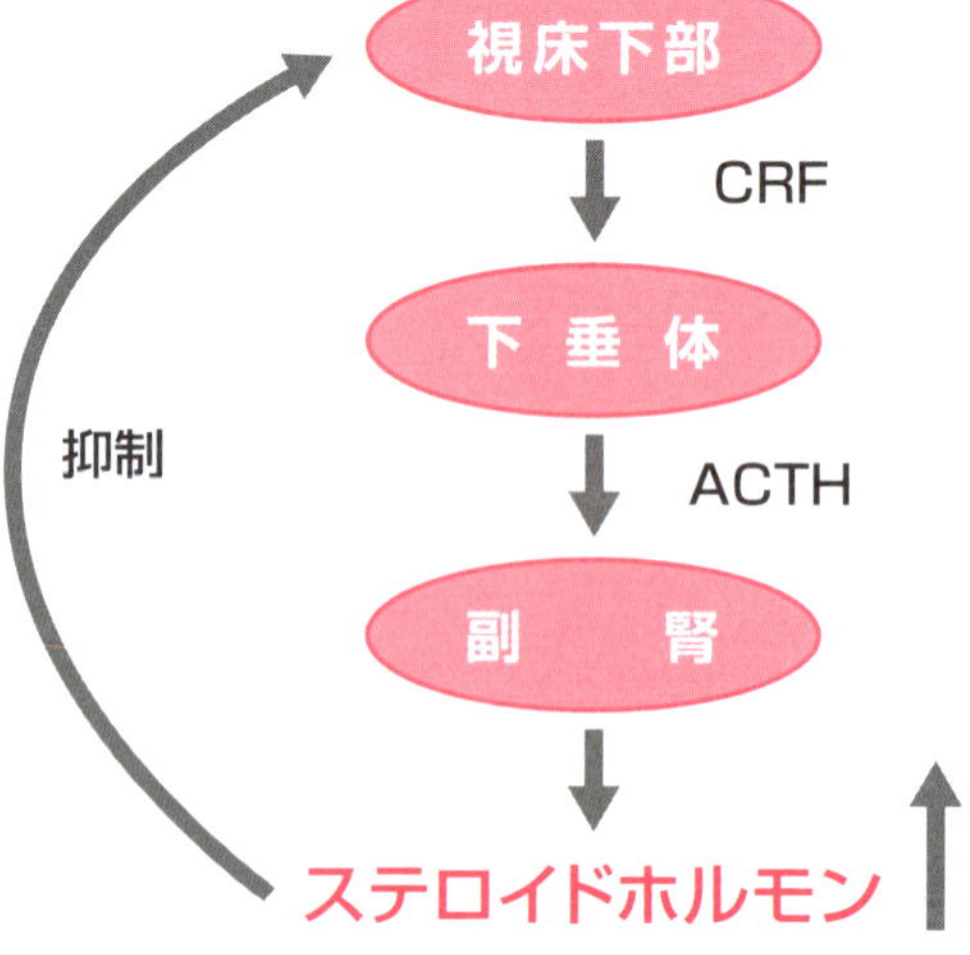

ステロイドホルモン産生のメカニズム

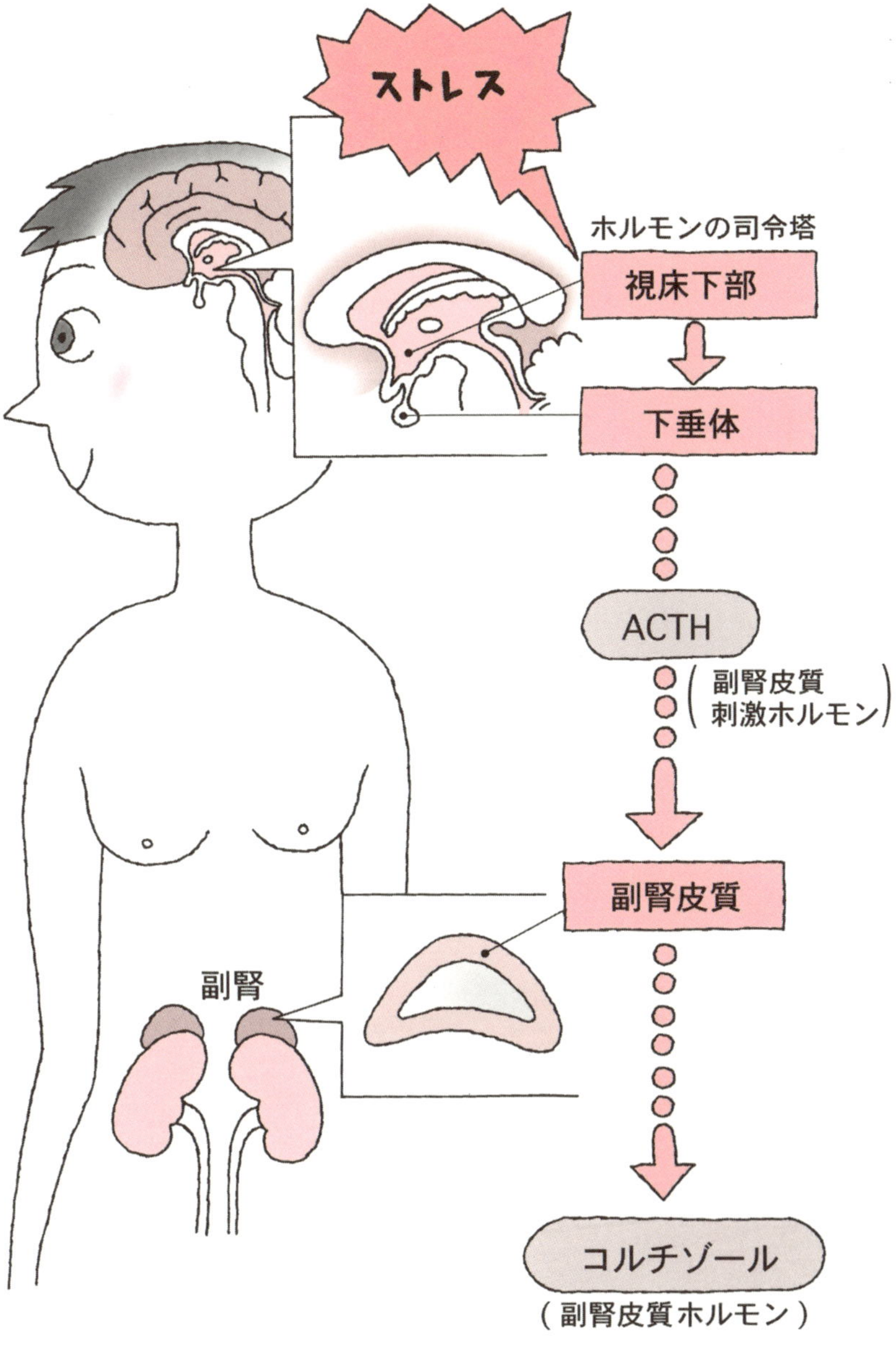

ステロイドは急に減らせない、止められない

急に止めると離脱症候群でショック死も

さて、ステロイドを長期に服用していると、この「視床下部―下垂体―副腎皮質」の働きが抑制され、やがて副腎皮質は萎縮してしまいます。

このようなときにステロイドを勝手に減量すると、体はもはや副腎皮質からホルモンを作ることはできませんから、膠原病などの症状の再燃が起こることになります。このような減量に伴う症状の悪化を「反跳《はんちょう》現象」と呼びます。

また、このような状況でステロイドの使用を勝手に中止してしまうと、副腎皮質ホルモンの急性欠乏症状が起こります。最初は「体がだるい」、「熱が出る」程度ですが、ひどくなると血圧が低下し、ショックに陥って死亡することもあります。これは医学的に離脱症候群と呼ばれる状態です。

この離脱症候群は、プレドニゾロン換算で総量１０００㎎以上を超えたときに起こりやすくなることが知られています。たとえば、プレドニゾロン換算で毎日20㎎（４錠）を服用している場合には50日飲み続けると１０００㎎に到達します。この時点ではもはやステロイドは急には止められません。止めたらとても危険です。

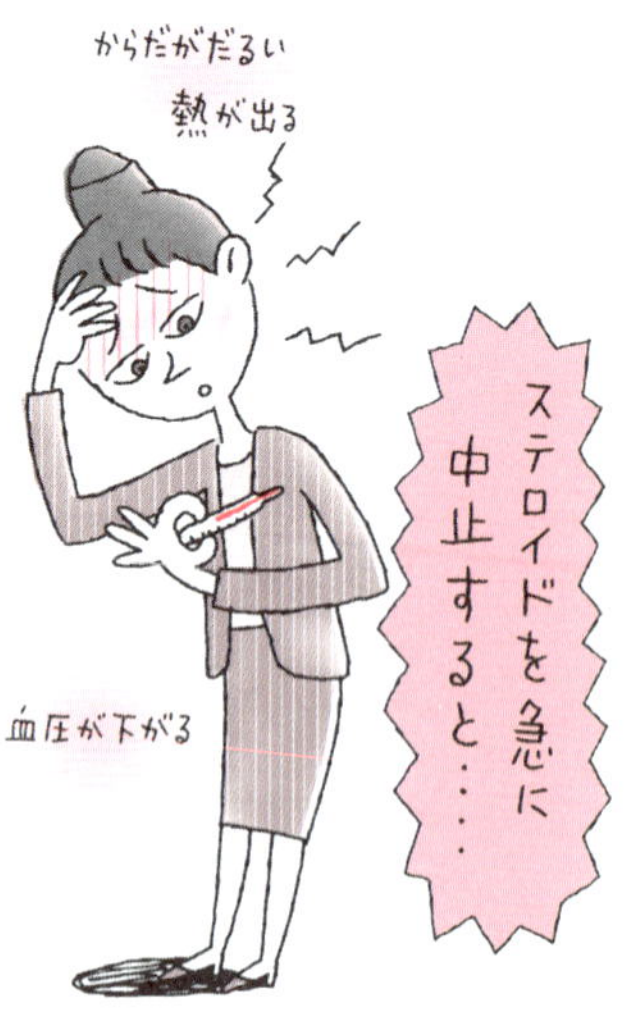
からだがだるい
熱が出る
血圧が下がる
ステロイドを急に中止すると……

ステロイドパルス療法とは

3日間にわたって点滴静注するパルス療法

ステロイドの効果が十分でない場合、あるいはできるだけ早くステロイドの効果を発揮させたい場合などに用いられる方法です。この方法は、生理食塩水に溶解したメチルプレドニゾロン（ソルメドロール）５００～１０００㎎を3日間にわたって点滴静注するものです。

この方法の利点は、ステロイドを大量に使うにもかかわらず、副作用が出ずに有効性が発揮されることです。しかし、その反面、副作用の点で月に1回以上はできないこと、高齢者では心臓に負担がかかることなどの問題点もあります。また、感染症があるときに行うと、症状がたちまち悪化してしまいます。感染症のあるときにはできません。

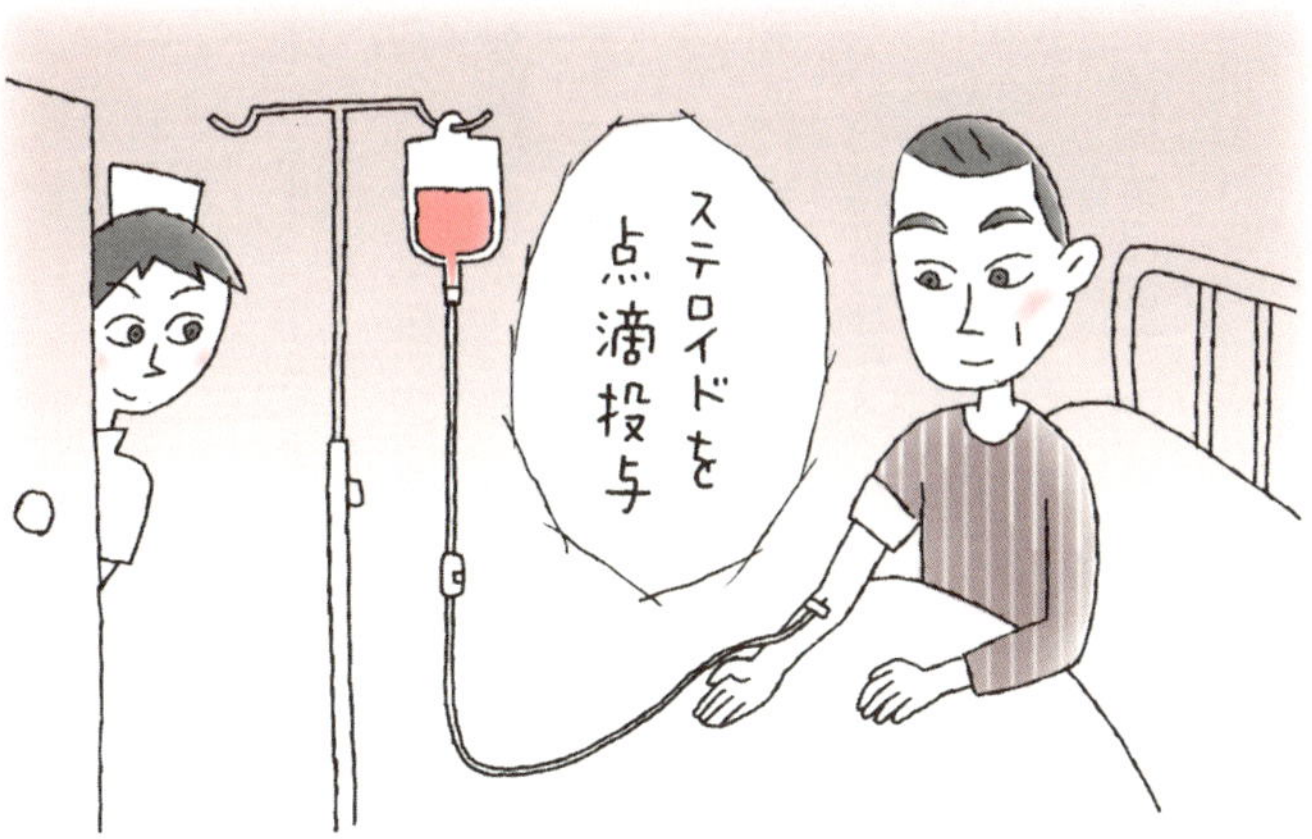

ステロイドでこんな誤解をしていませんか

Q なぜ、異なった症状の多くの病気に同じステロイドが使われるの？

A 抗炎症作用と免疫抑制作用があるから

ステロイドを用いる主な理由は、その強い抗炎症作用と免疫抑制作用とを期待するからです。言い換えれば、炎症が起こっている病気（炎症性疾患）や、免疫異常が強くみられる病気（自己免疫疾患）では、ステロイドが有効です。このため、ステロイドはさまざまな病気で使用されることになります。

Q どのようにして病気に効くの？

A 遺伝子の特定部位に結合して働きを調節する

すでに述べたように、ステロイドは細胞内にあるステロイドの受容体（グルココルチコイドレセプター：ＧＲ）に結合することによって作用を発揮します。ＧＲに結合したステロイドは複合体を形成して核内に移行し、特定の遺伝子の上流のある部位（ＧＲＥ）に結合することによってその遺伝子の働きを調節するのです。このようにして、炎症に関係するサイトカインやプロスタグランジンなどの産生を強く抑制することで、抗炎症作用や免疫抑制作用を発揮します。

Q なぜ、多くの副作用は起こるの？

A 受容体がすべての有核細胞にあるため

それは、ステロイドに対する受容体がすべての有核細胞に発現されているからです。このため、ステロイドは炎症を抑えるだけでなく、広く糖代謝、脂質代謝、骨代謝、電解質代謝などに作用することにより、さまざまな副作用を起こします。

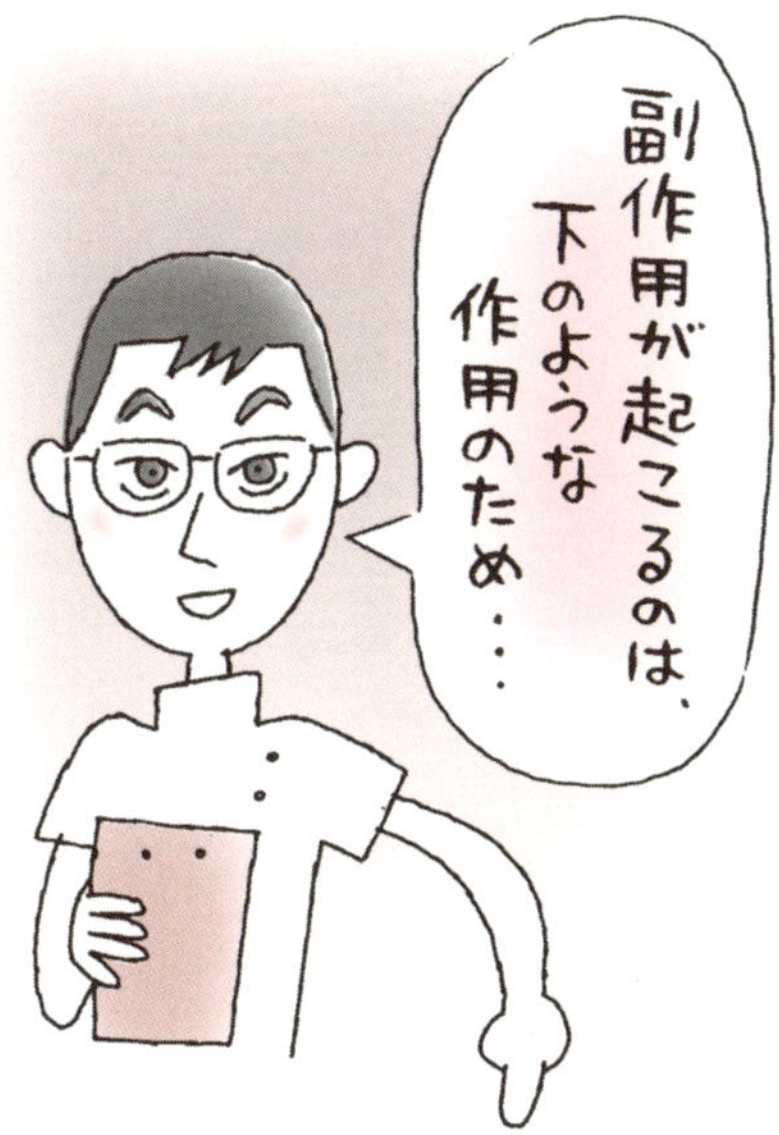

ステロイドのマルチ作用

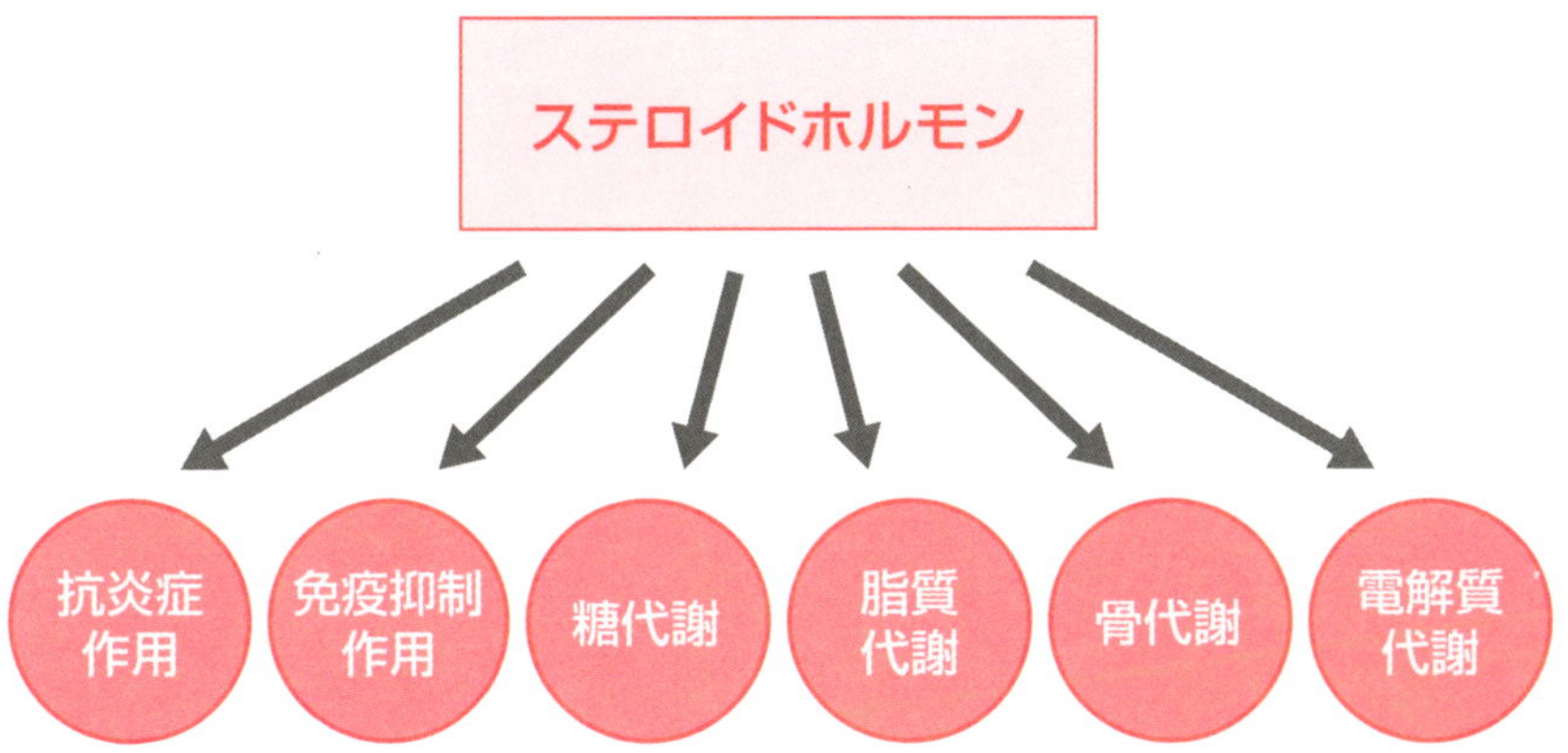

Q ステロイドはきちんと使えば安全なの？

A 時期、使用量、使用方法を守れば大丈夫

そうです。専門のお医者さんはステロイドの作用と副作用を熟知しており、その使用時期、使用量、使用方法などを適切に行うことで、ステロイドの副作用を最小限に抑えることができます。

Q 糖尿病や高血圧があると、ステロイドは使えないの？

A 悪化させない配慮さえすれば使用可能

そんなことはありません。もちろん、糖尿病や高血圧が悪化しないような配慮は必要ですが、ステロイドは糖尿病や高血圧が持病の人でも使用することは可能です。ただし、食事療法をしたり、必要に応じて糖尿病にはインスリンなどの血糖降下剤、高血圧には降圧剤などが使われることもあります。

Q ステロイドを飲んでいると、動脈硬化が避けられないと聞いたが？

A 少量を短期間用いる場合は心配ない

確かにステロイドの一定量以上を長期にわたって連用していると、動脈硬化は起こりやすくなります。しかし、少量を短期間用いる場合には心配はありません。また、脂質異常症や高血圧などに対する治療を十分に行い、ステロイドを必要最小限の量を用いることで、動脈硬化のリスクを減らすことは可能です。

Q ステロイドを長期に使っていると、急な手術は受けられないというのは本当？

A 1日15㎎以下に減らしたほうが安全

そんなことはありません。ただし、一定量以上のステロイド（プレドニゾロン換算で15mg／日以上）を使用していると、傷の治りが悪くなったり、感染しやすくなったりします。したがって、手術を行うときは、できればプレドニゾロン換算で15mg／日以下に漸減して行うほうが安全です。また、ステロイドの中止ができない場合には、手術中に必要量を点滴で投与します（ステロイドカバー）。

Q　ステロイドはやめられなくなるの？

A　突然やめると症状が悪化することも

ステロイドをプレドニゾロン換算で総量１００0mg以上服用している場合にその使用を突然中止すると、発熱、全身倦怠感、血圧低下、ショックなどを起こすことがあります（離脱症候群）。したがって、ステロイドを中止する場合には漸減する必要があります。また、短期間の投与の場合でも、突然やめると症状が増悪することがあり、これは反跳現象と呼ばれます。

Q　ステロイドを使っていると、妊娠・出産はできないのか？

A　妊娠は可能だが、大量投与の場合は要注意

ステロイドはプレドニゾロン換算で20mg／日以下であれば、妊娠は可能です。ただし、大量投与（プレドニゾロン換算で75～２００mg／日）の場合には、妊娠初期には胎児の臓器形成に悪影響を及ぼす可能性があるとされています。また、ステロイドは分娩にはさしつかえありません。ただし、手術の傷が治りにくくなったり、感染しやすくなったりすることはあります。

Q ステロイドを飲んでいると、授乳ができないと聞いたが?

A 授乳はできるが、内服から4時間は間隔をあける

そんなことはありません。ただし、ステロイドは5~20%が母乳中に移行するとされているので、内服から授乳まで4時間は間隔をあけることが勧められます。

Q ステロイドはドーピング検査に引っかかるの?

A 禁止薬物はタンパク同化ステロイド

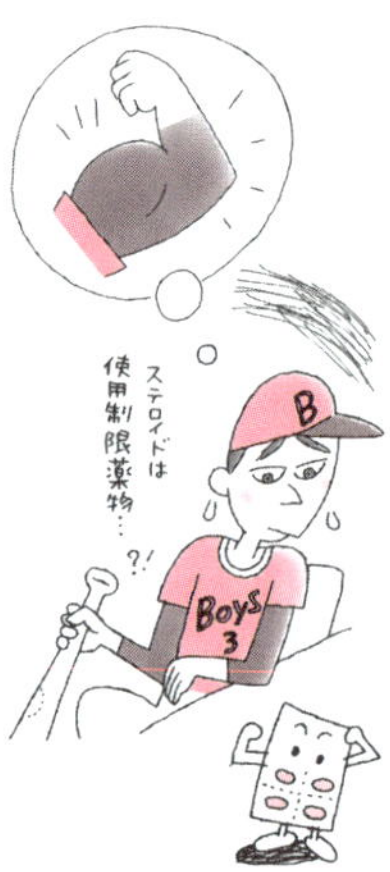

薬物ドーピングで禁止薬物とされているのは、タンパク同化ステロイドです。これらは筋肉増強作用があるため、競技会では禁止薬物に指定されています。これに対して、ステロイドは使用制限薬物となっています。可能な使用法は、皮膚塗布、点眼、点鼻、吸入などの外用と関節内などの局所注射です。ただし、これらの場合は事前に届出が必要です。内服や静注や筋注などの注射は禁止されています。

Q 小児に対するステロイド使用の注意点は?

A メリット、デメリットの比較検討が重要

小児期は成長期であるために、ステロイド使用によって成長障害、肥満、骨粗鬆症などが起こることがあります。したがって、ステロイドを使用するメリットとデメリットとをよく比較検討をすることが重要です。

小児における疾患でステロイドの適応となるの

は、白血病、慢性腎炎（ネフローゼ症候群、ＩｇＡ腎症を含む）、皮膚筋炎、全身性エリテマトーデス、関節リウマチなどです。

小児でよく用いられるのはプレドニゾロンです。必要に応じて１mg／kg（体重）／日が用いられます。また、メチルプレドニゾロンを使用するステロイドパルス療法も小児ではよく用いられます。また、小児は大人よりもステロイドの副作用が出にくい傾向があります。

Q　ステロイドは他の薬と一緒に飲んでもよいのか？

A　他の薬との相互作用は主治医とよく相談する

ステロイドと他の薬との併用にあたっては、二つのことを念頭に置く必要があります。一つは他の薬でステロイド自体の効果が変わる場合、二つ目はステロイドによって他の薬の効果が変わる場合です。

まず一番目のケースです。ステロイドは肝臓で代謝されますが、その代謝を活発にする薬剤はステロイドの効果を弱めてしまう可能性があります。このような薬としては、てんかんなどに対して用いられるバルビタール製剤（フェノバールなど）、フェニトイン（アレビアチン、ヒダントール）や、結核の治療薬であるリファンピシン（リファジン）などがあります。このような薬を使用している場合にはステロイドの効果が減弱するので、ステロイドの投与量を増やして対応します。

二番目は、ステロイドが他の薬剤の効果を修飾する場合です。たとえば、ステロイドはアスピリンの腎臓からの排泄を増やし、肝臓での代謝を活発化させることによって、アスピリンの血中濃度が低下し、作用が弱くなります。また、ステロイドは血液凝固能を高めるために、血を固まりにくくする抗凝固薬（ワーファリン）の作用を弱める可能性があります。さらに、すでに述べたように、ステロイドは糖代謝に作用して糖尿病を悪化させることがあるので、経口糖尿病薬の作用を弱めます。

だからといって、勝手にステロイドの飲む量を自分で調節してしまっては困ります。ステロイドと他の薬との相互作用については、主治医とよく相談をしてください。

第2章

ステロイドの副作用

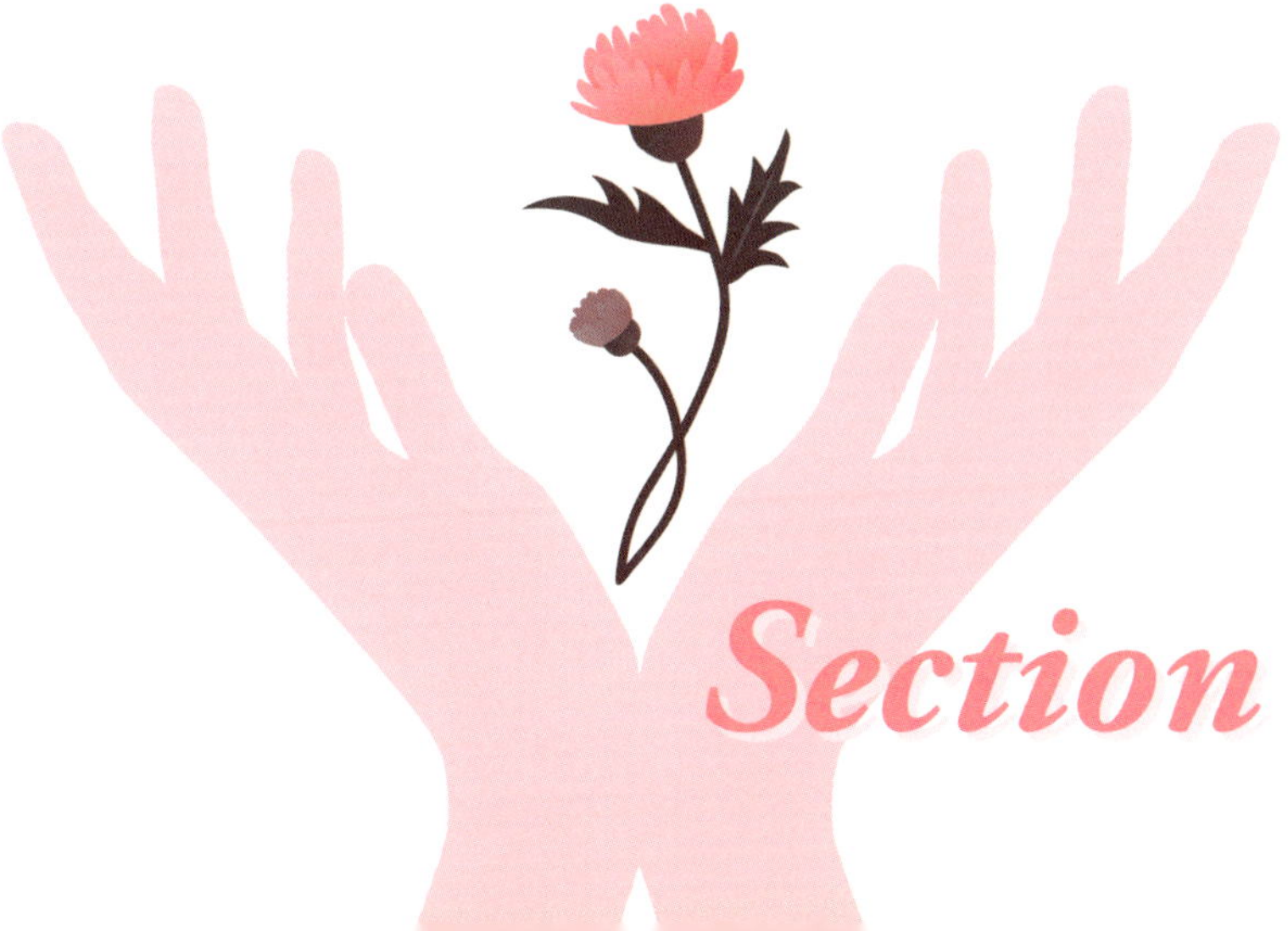

Section 2

ステロイドの適切な使い方

ステロイドはいわば「諸刃の剣」

ステロイドは強い抗炎症作用と免疫抑制作用をあわせ持つ薬剤です。このような二つの作用を同時に持つ薬剤はほかにには存在しません。ステロイドは、糖代謝、脂質代謝、電解質代謝などにも影響を与えるほか、造血系、神経系、循環器系、消化器系、内分泌系、結合組織系などにも広く作用するため、長期連用はさまざまな弊害をもたらすことがあります。ステロイドはいわば「諸刃の剣」であり、その薬理作用を熟知しながら使用をすることで、最大限の効果が得られるのです。以下にお医者さんや看護師さん向けにステロイドの適切な使い方を紹介します。

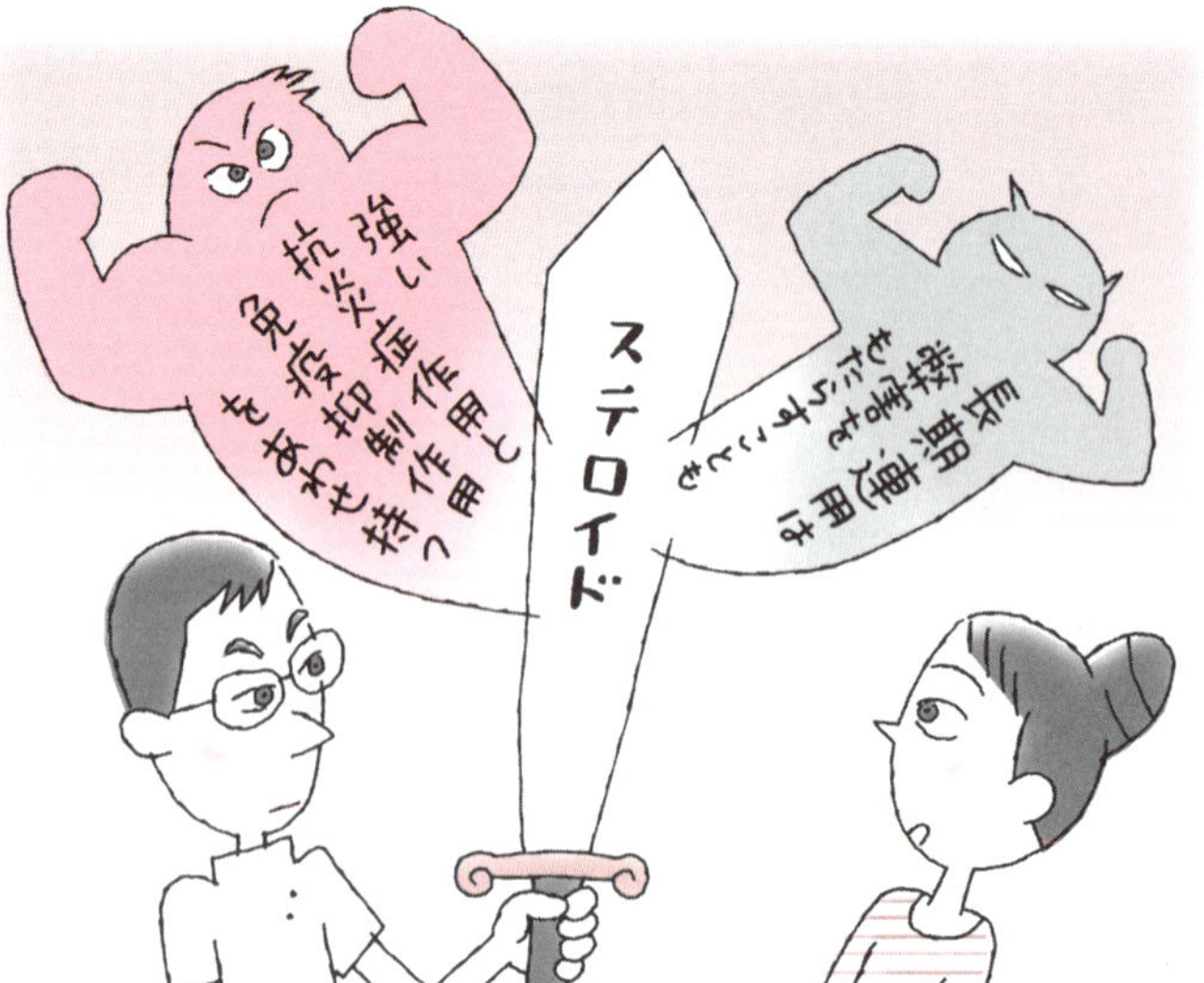

１　ステロイド投与の適応と禁忌を検討する

まず、当該の症例が本当にステロイドの適応であるか否か、を十分に吟味することが大切です。そのためには適切な診断が下されている必要があることは言うまでもありません。また、ステロイドの禁忌がないかどうかについても十分に検討をする必要があります。

ステロイドの適応と禁忌を十分に検討した上で使用に踏み切ることで、ステロイドの「腰をすえた」使用が可能となり、十分な効果発現を初めて期待できることになります。逆に、正しい診断をつけないままにステロイドを安易に開始すると、ステロイドが発熱などの臨床症状をかくしてしまうため、後から診断に苦労することになります。

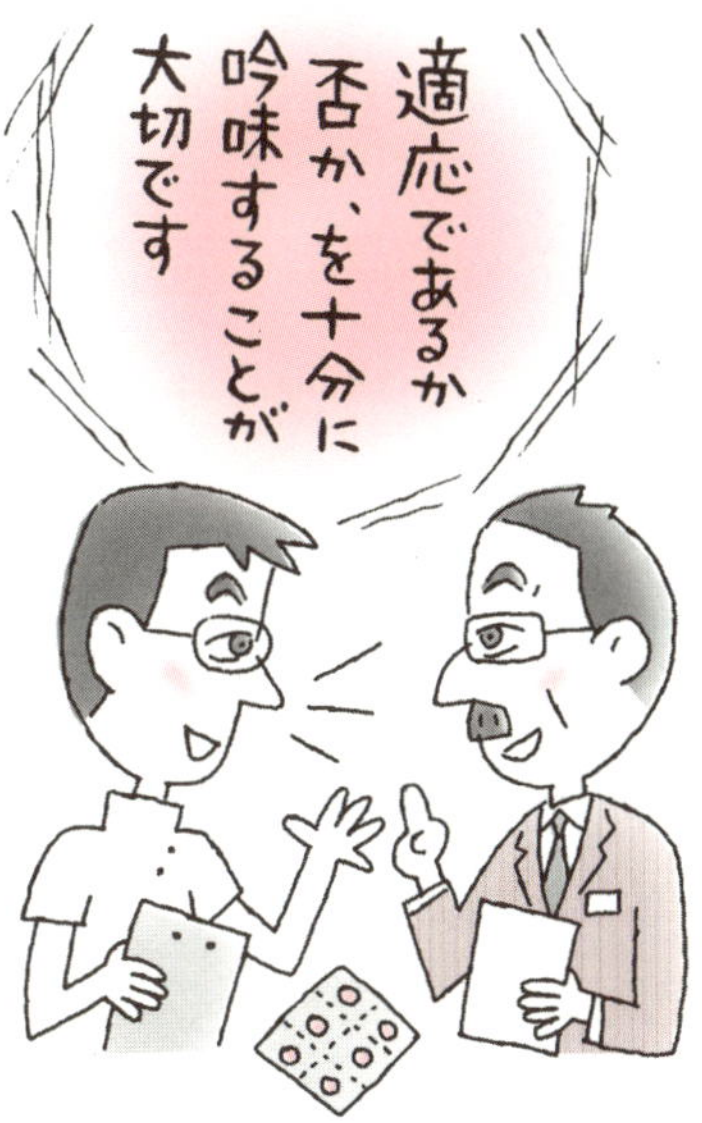

２　ステロイドの初期初回投与量、投与期間を検討する

診断確定の後にステロイドを投与し始めたら、その効果が確認できるまでは一定期間を使用することが大切です。診断が十分に確定しないままにステロイドの使用を開始し、途中で不安になって減量、中止をするようではステロイドの十分な効果発現は期待できません。たとえば、全身性エリテマトーデス（ＳＬＥ）では、初期投与量は臓器病変の種類、程度によって異なりますが、いったん使用を開始した場合には少なくとも２～４週間は初回投与量を継続して投与します。

3 ステロイドの投与ルートと投与方法を検討する

ステロイドは原則として全身投与を行い、通常は経口投与法が用いられます。ステロイドの経口摂取が不可能な場合には点滴で投与します。

経口投与を行う場合、プレドニゾロン換算で15mg／日以上のときは、当初は朝、昼、夕と3回に分けて投与をするのが普通です。効果発現が十分にみられた後に漸減をする場合には、夕方から、次に昼と徐々に減らし、やがて朝1回の投与にします。プレドニゾロン換算で10mg／日の場合には朝と夕の2回に分けて、5mg／日以下の場合は朝のみとします。そもそも、生理的にコルチゾールは早朝に分泌されるので（プレドニゾロン換算で5mg／日前後）、このリズムに合わせて投与するのが普通です。

一方、アレルギー性鼻炎では点鼻ステロイド、気管支ぜんそくでは吸入ステロイド、皮膚疾患では外用ステロイドの塗布などが用いられます。このようなステロイドの局所投与は、病巣選択的に薬剤濃度を高めることで、ステロイドの薬理作用をより効率よく発揮することができます。

ステロイドの急速かつ強力な作用発現を期待する場合には、メチルプレドニゾロン（ソルメドロール）を用いたステロイドパルス療法を行うことも検討します。

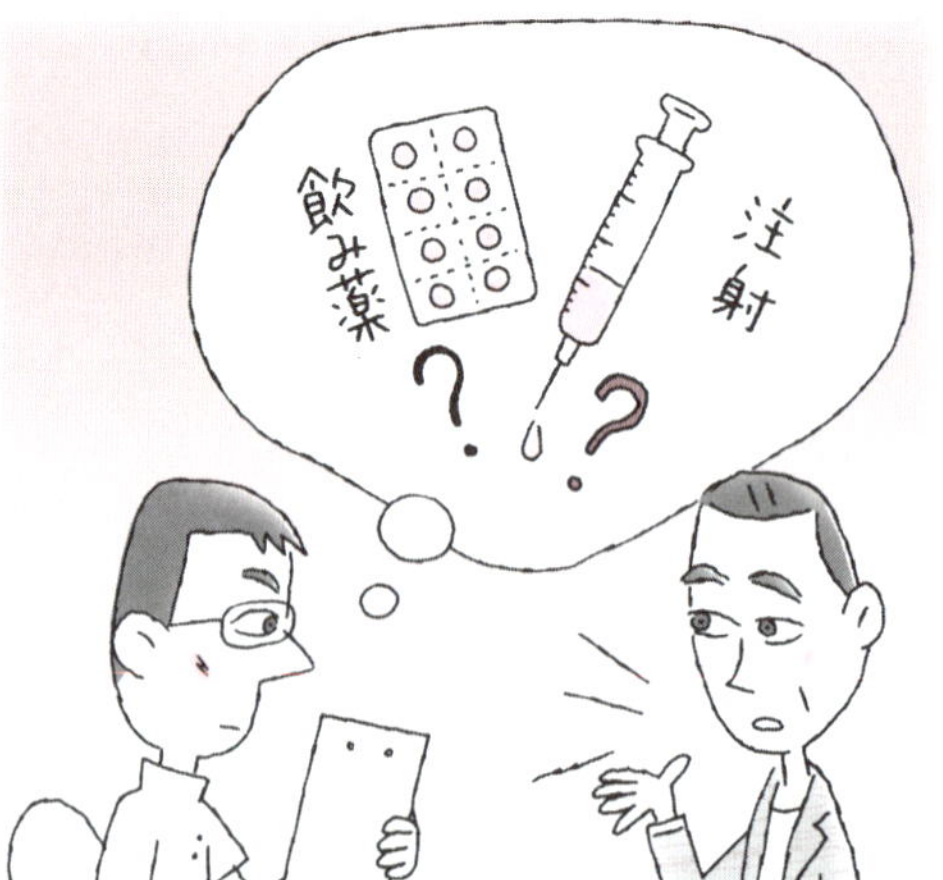

４　使用するステロイドの種類を検討する

通常は、血中半減期の比較的長いプレドニゾロンやメチルプレドニゾロンが用いられます。ただし、離脱症候群などの場合には即効性のステロイド（ハイドロコーチゾンなど）が使用されます。これに対して、関節内注射には半減期の長いデキサメタゾンが有用です。

５　ステロイドの漸減は一定のスピードと比率で行う

ステロイドの初期投与量を用いることによって目的とする効果発現がみられたときには、漸減《ぜんげん》を考慮します。この場合、臨床症状、検査成績などを効果の指標として設定することが肝要です。

ステロイド漸減の目安ですが、慢性疾患では初期投与量の５～10％を２～４週間かけて減量します。これ以上の急激な減量は反跳現象を引き起こすおそれがあります。しかし、急性疾患ではさらに急速な減量も可能です。

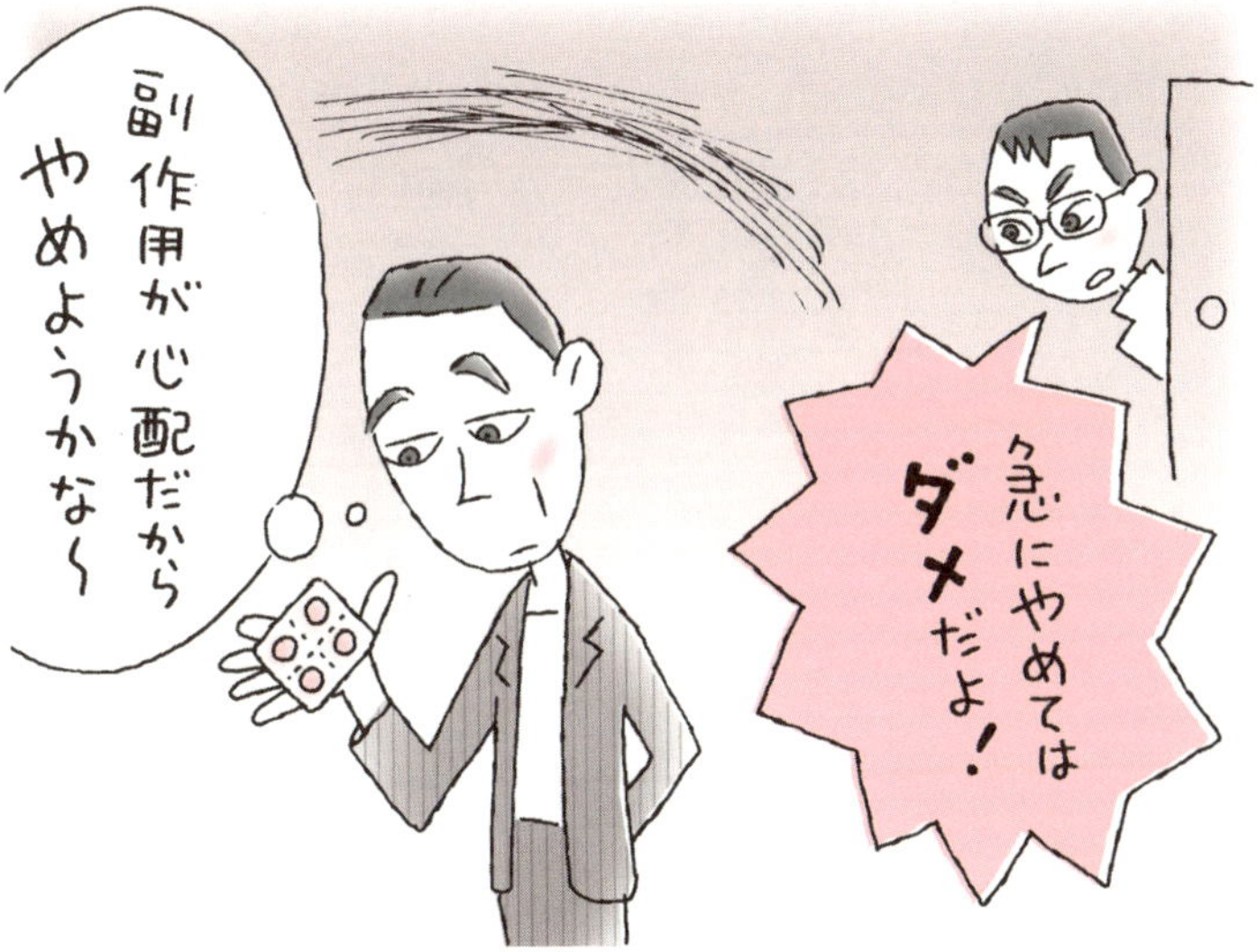
副作用が心配だからやめようかな〜
急にやめてはダメだよ！

6　ステロイドの副作用を定期的にモニタリングする

ステロイドの重症副作用が出現するのかどうかを定期的にモニタリングすることは、きわめて重要です。もしも重症副作用が出現した場合には、ただちに対症的な処置が必要となるばかりか、ステロイドの減量を考慮しなくてはなりません。一方、にきび、満月様顔貌《まんげつようがんぼう》、皮下溢血《ひかいっけつ》などの軽症副作用は必ずしも減量の対象とはなりません。

7　ステロイド抵抗性の場合には免疫抑制薬の併用を考慮する

十分な量のステロイド投与を必要な期間投与しても効果が得られない場合、あるいはステロイドの重症副作用で使用しにくいときには、免疫抑制薬の併用も考慮すべきです。特に全身性エリテマトーデスなどの膠原病ではステロイド抵抗性の場合が少なくありません。ただし、両者の併用は日《ひ》和見《よりみ》感染症（43頁参照）の誘発を招くことがあるので、十分な配慮が必要です。

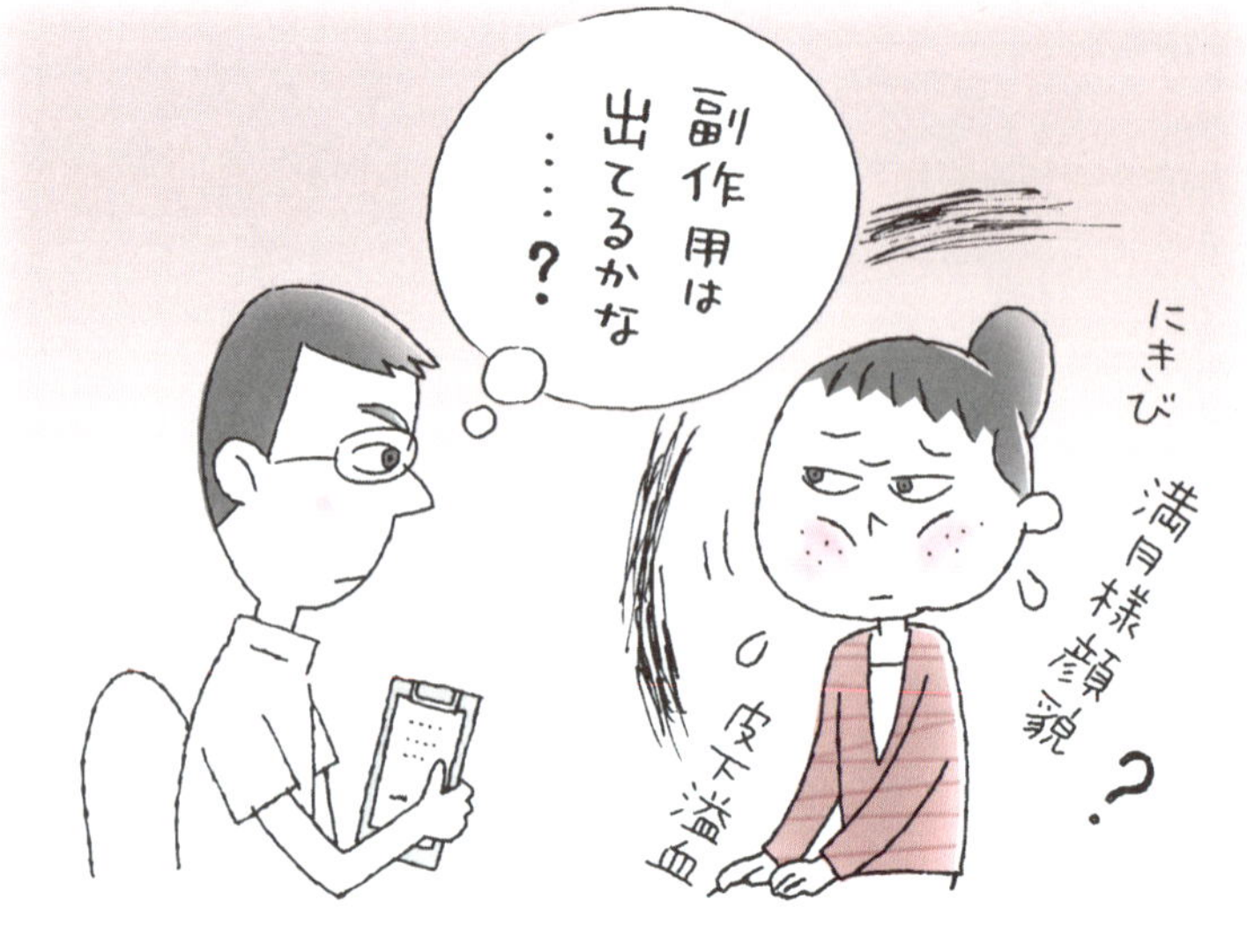
副作用は出てるかな……？
にきび
満月様顔貌
皮下溢血
？

ステロイドの副作用と対処法

❶ 軽症副作用

軽い副作用は、少しの間の辛抱が必要

ステロイドを飲んでいるうちに顔が丸くなってきます。これは満月様顔貌（ムーンフェイス）とも呼ばれます。顔や体は太って丸くなるのに、手足は逆に細くなってしまいます（中心性肥満）。にきびが多くなったり、毛が濃くなることもあります（多毛）。また、肥満が急激に起こるために皮下組織が断裂し、下腹部や足などの皮膚にすじが入ってしまうこともあります（皮膚線条）。また、皮膚が薄くなったり、血管壁が弱くなるため、ちょっとしたことで「あざ」ができやすくなります。

しかし、これらの副作用は生命に悪影響を及ぼすわけではないので、減量の理由にはなりません。また、ステロイドの量が減れば必ず改善しますので、少しの間の辛抱が必要です。

Q　軽い副作用は我慢するしかないのか?

A　個人差はあるが、中止、漸減はしない

ステロイドの絶対的な適応があると判断された場合には、軽症副作用が出たからといってステロイドを漸減したり、中止したりすることはありません。ただし、これらの副作用の出現はかなり個人差があり、出やすい人と出にくい人とがあります。

Q 若い女性。満月様顔貌や肥満が気になるが、それでもステロイドを使うべきか？

A 食べ過ぎに注意することが大切

すでに述べたように、ステロイドが治療の第一選択薬剤である場合には、それを使うしかありません。たとえば、全身性エリテマトーデス（SLE）では、プレドニゾロン換算で体重あたり0.5～1.0mg／kgのステロイドを使用します。それ以外には有効な治療薬はありません。しかも、この量のステロイドを少なくとも2～4週間は投与しますから、どうしても満月様顔貌や中心性肥満が出てきます。この時期にはステロイドの副作用で食欲も増すのですが、食欲のままに食べていると満月様顔貌や肥満が出現しやすくなります。したがって、ステロイド量の多い時期には食べ過ぎないようにすることは大切です。

Q 皮膚症状が気になるが？

A 皮膚線条は急速に肥満が進行する場合に出やすい

ステロイド使用中には、にきびがみられたり、皮膚が薄くなったり（菲薄化《ひはくか》）、あるいは皮下組織の断裂によって起こる皮膚線条がみられることがあります。また、毛細血管が弱くなるために、あざができやすくなります。特に、皮膚線条は急速に肥満が進行する場合にみられやすいので、ステロイドを大量投与中には食べ過ぎないようにする工夫が必要です。

Q ステロイドの個人差は大きいのですか？

A 残念ながらどんな人に副作用が出やすいかは不明

そうです。ステロイドの副作用が出やすい人と出にくい人とがあります。したがって、ステロイドの副作用は全員に出るわけではありません。しかし、残念ながら、だれにステロイドの副作用が起こりやすいかを予知する方法は今のところありません。

❷ 重症副作用

生命予後や臓器障害を起こす重症副作用では減量する

ステロイドの副作用には生命に影響を及ぼしたり、あるいは臓器障害を起こすものがあります。これらは重症副作用と呼ばれ、これらの副作用が起こった場合にはステロイドは減量することが必要になります。

1 感染症

免疫力が低下して感染が起こる日和見感染

ステロイドを使用していると感染が起こりやすくなります。これは、ステロイドが免疫機構で重要な働きをしている多核白血球やリンパ球の機能を低下させるからです。前者は細菌感染の防御に重要ですし、後者はウイルス、真菌、結核菌などの感染防御に必要です。ちなみに、薬の使用や病気のために免疫力が低下して感染が起こる現象を、日和見《ひよりみ》感染と呼びます。この場合には、本来では体に悪さをしないような毒力の弱い病原体が感染症を起こします。したがって、ステロイドの使用量が多いときは入院をして治療するのが普通です。

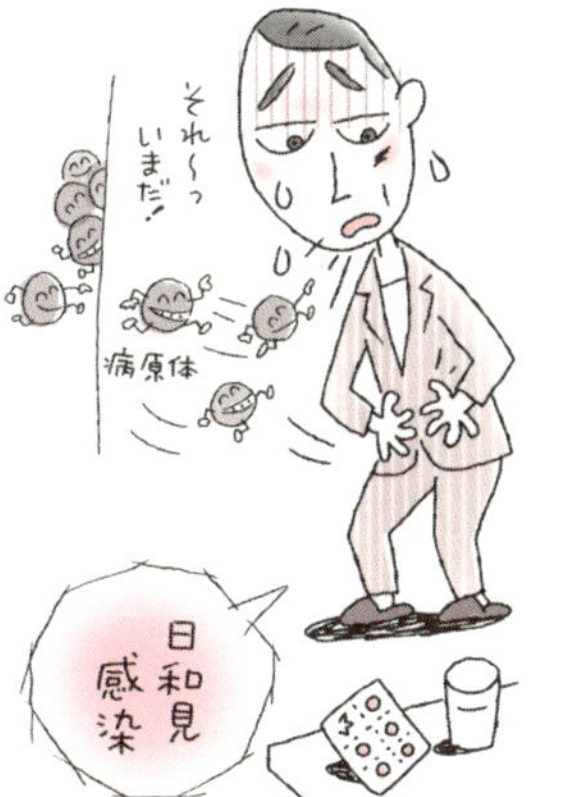

Q 日常生活での注意は？

A 外出時にはマスクを着用する

ステロイドを長期にわたって大量服用している場合には、人ごみを避けたほうがよいでしょう。どうしても外出しなくてはならないときはマスクを着用しましょう。また、65歳以上の高齢者は、肺炎球菌ワクチンを接種することで肺炎になるリスクを減らすことができます。

Q 結核になったことがある場合には、特に注意が必要と聞いたが？

A 抗結核薬を併用することが必要

結核になったことがある人がステロイドを使用する場合には、抗結核薬を併用することが必要です。一般には、イソニアジドと呼ばれる抗結核薬をステロイドと一緒に半年から9カ月間併用します。

Q ほかの感染症にはかかりやすくならないのですか？

A 真菌（カビ）による肺炎が起こることがある

ステロイドを大量に使用する場合には、免疫力の低下によってニューモシスチス・イロヴェツィという一種の真菌によって肺炎が起こることがあります（ニューモシスチス肺炎）。ニューモシスチスというのはカビの一種ですが、ふだんは悪さをしません。しかし、免疫力の落ちた場合には特殊な肺炎を引き起こすことがあります。このような危険性がある場合には、ＳＴ合剤（バクタ）と呼ばれるお薬を内服することで予防が可能です。

２ 糖尿病

発症が誘発されたり、悪化することも

ステロイド糖尿病ということばがあるように、ステロイドの服用で糖尿病の発症が誘発されたり、あるいは糖尿病が悪くなることがあります。ステロイドが糖代謝に作用するために起こります。したがって、ステロイド服用中には、血糖やヘモグロビンＡ１Ｃ値や尿糖の有無を定期的に調べます。

Q 糖尿病を治療しているときは、どうすればよいの？

A まず、食事療法によるカロリー制限が必要

糖尿病がもともとある場合には、ステロイドの治療で糖尿病が悪化するおそれがあります。したがって、ステロイドを使用する際には、まず食事療法（カロリー制限）が必要になります。さらに血糖値が上昇する場合には、必要に応じて一時的にインスリン注射を行う場合もあります。ただし、ステロイドの量が減ってくれれば、糖尿病も改善するので、インスリン注射が必要なくなる場合も少なくありません。

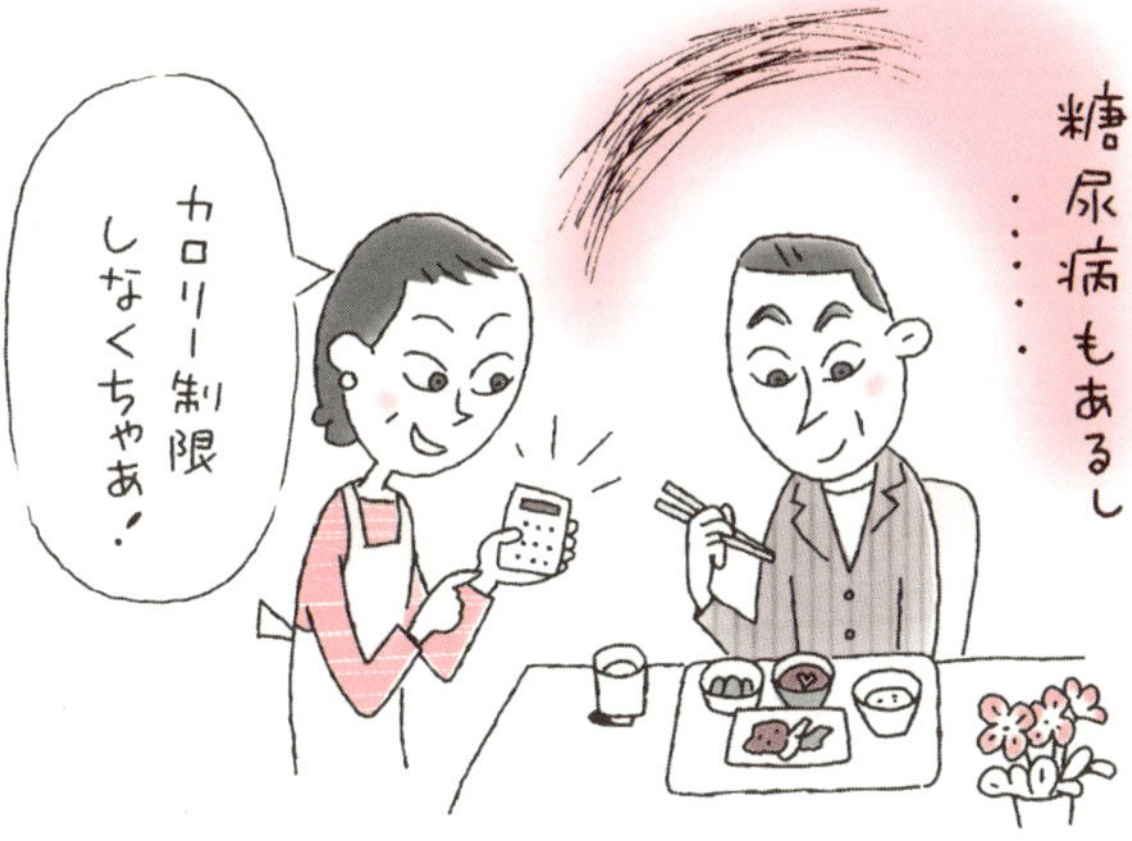
カロリー制限しなくちゃあ！
糖尿病もあるし・・・・

Q 父が糖尿病で、娘の私はステロイドで治療中。注意することは?

A 定期的な血液検査、運動、カロリー制限が大切

糖尿病は遺伝性が強い病気ですので、お子さんたちは糖尿病になりやすい素質を持っている可能性が大です。このような素質を持っている人はステロイドによって潜在的に持っていた糖尿病が発症する可能性があります。したがって、定期的な血液検査をすることと、運動とカロリー制限が大切です。

Q 食事で気をつけることは?

A 糖分の取り過ぎに特に注意する

食事の総カロリー制限が重要です。特に糖分の取り過ぎには注意をしましょう。食事についてよくわからない場合には、病院で栄養士の方から食事指導を受けてください。

Q 運動は効果があるのか?

A 運動療法の併用でカロリー制限が軽くなる

あります。運動療法と食事療法とは車の両輪のようなものです。食事療法だけでやるのは大変ですが、運動療法を併用することで、カロリー制限が軽くてすみます。

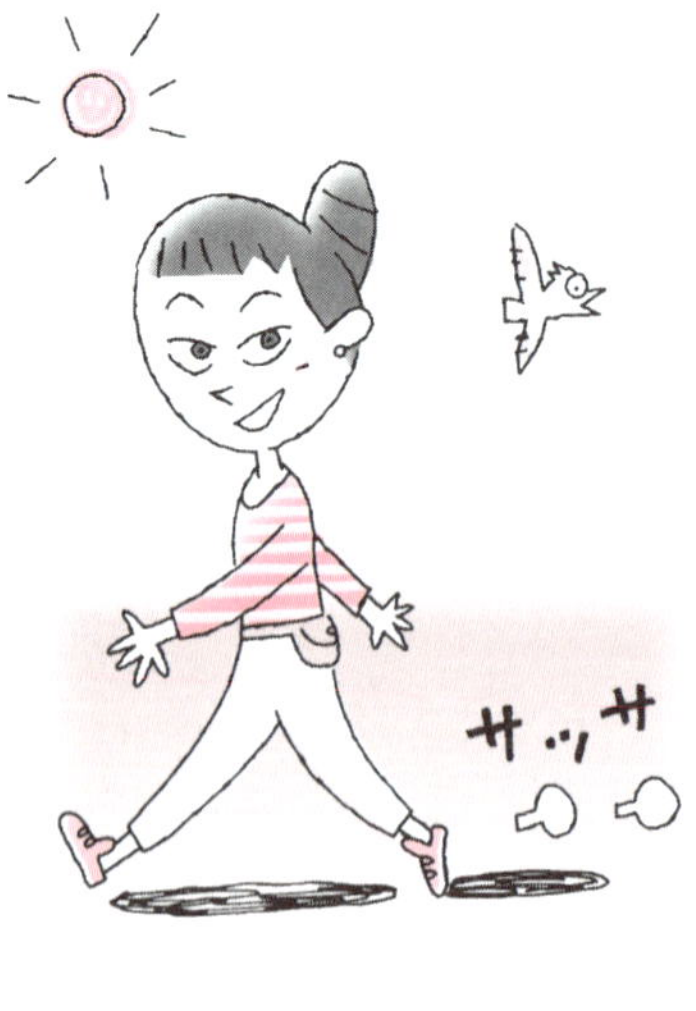

3 消化性潰瘍

大量の吐血や下血ではじめてわかる場合も

ステロイドの連用で、胃潰瘍や十二指腸潰瘍が出現したり、悪化することがあります。ステロイドは胃液を酸性に傾け、消化酵素の量を増加させるとともに、胃粘膜保護作用のあるムチンを減少させます。さらにステロイドはプロスタグランジン産生を強く抑えるために、消化性潰瘍ができやすくなります。しかし、あまり症状が強く出ないために、大量の吐血や下血ではじめてわかる場合もあります。

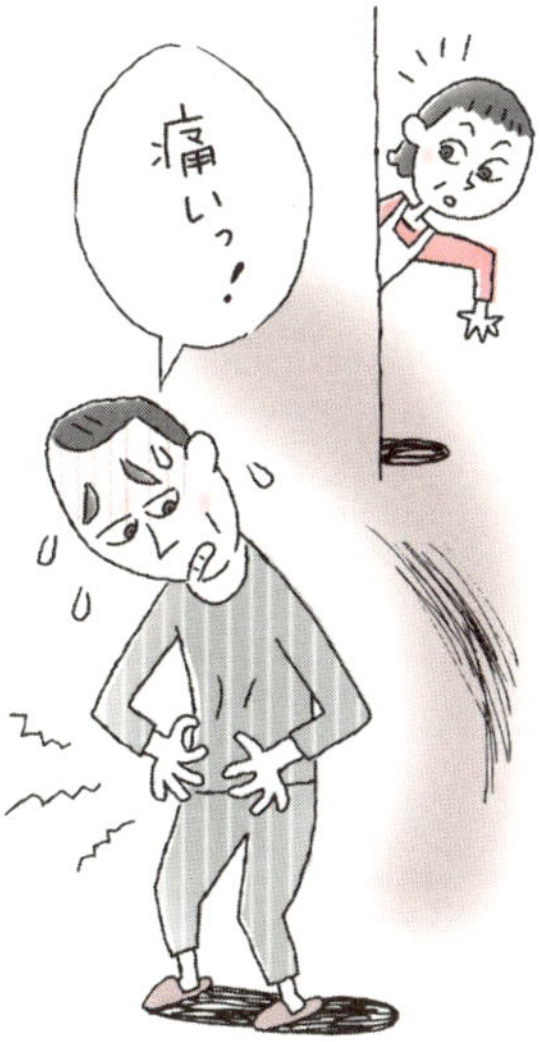

Q 消化性潰瘍を早めに発見する手がかりは？

A 検便、潜血反応、血液検査でチェックする

ステロイドを服用している間に胸焼け、食欲不振、胃痛などが出現した場合には、まず検便をやって潜血反応の有無をみます。もしも潜血反応が陽性の場合には、内視鏡検査を行い、消化性潰瘍がないかどうかを調べます。また、ときどき血液検査を行って貧血がないかを調べ、原因不明の貧血がある場合には、やはり内視鏡検査を行います。

Q 胃が弱いほうだが、消化性潰瘍にならないための方法はあるのか？

A 胃薬の併用で発症を予防することはできる

ステロイドを飲んでいるときは、胃粘膜を保護する薬剤や、胃酸分泌を抑える薬剤（H２ブロッカーやプロトンポンプインヒビター）を併用する

ことで、消化性潰瘍の発症を予防することができます。

4 骨《こつ》粗《そ》鬆《しょう》症《しょう》

十分なカルシウム摂取、運動、日光浴が大切

ステロイドを大量に服用していると、どうしても骨粗鬆症が起こってきます。このため、ステロイドを大量に飲んでいる場合には激しい運動はできませんし、転ばないように注意をすることが大切です。

せっかく病気が良くなってきた患者さんが、転んだ拍子に腰椎の圧迫骨折や大腿骨頸部骨折をして再入院を余儀なくされることも少なくありません。

骨粗鬆症の程度は骨量測定（別名、デキサ）をすることで簡単にわかります。もしこの検査で骨粗鬆症と診断された場合には、十分にカルシウムを摂取し、日光に当たることが大切です。牛乳の中にはたくさんのカルシウムが含まれています。適度の運動も骨粗鬆症の予防や進行防止に有効です。さらに、ステロイド誘発骨粗鬆症に対して、ビスホスホネートが骨折予防に有効であることが明らかとなっていますので、骨折の既往がある場合や、骨量測定で骨粗鬆症が疑われる場合には、積極的にビスホスホネートを併用します。今は週1回だけ服用すればよいビスホスホネート製剤ができたので、飲みやすくなりました。ビスホスホネートが使えない場合でも、今はよい代わりの薬があります。

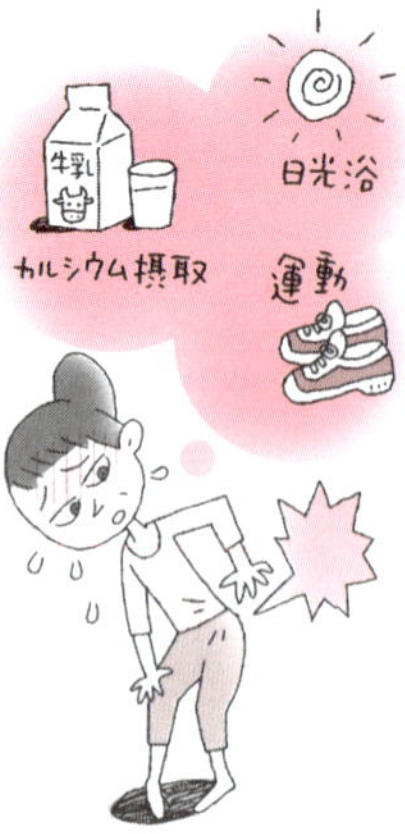

Q 「女性は特に注意」といわれるのはなぜ?

A 女性は閉経後、骨がもろくなるため

女性の場合には、閉経期以降、男性に比較して骨粗鬆症になりやすいことが知られています。したがって、ステロイドを使用する際には定期的に骨量測定を行うことが必要です。

Q 寝たきりにならないようにするにはどうすればよいか?

A 太ももの前側の筋肉を毎日運動で強化する

高齢者で骨粗鬆症が進行すると、脊椎骨の圧迫骨折や大腿骨頸部骨折が起こりやすくなります。これらの合併症が起こると、寝たきりになってしまう確率が高くなります。また、長い間臥床していると、太ももの前側の筋肉（大腿《だいたい》四《し》頭筋《とうきん》）が弱くなってしまい、立ち上がることができなくなってしまいます。これを防ぐためには、大腿四頭筋の強化運動がありますので、毎日日課として運動をしてください。

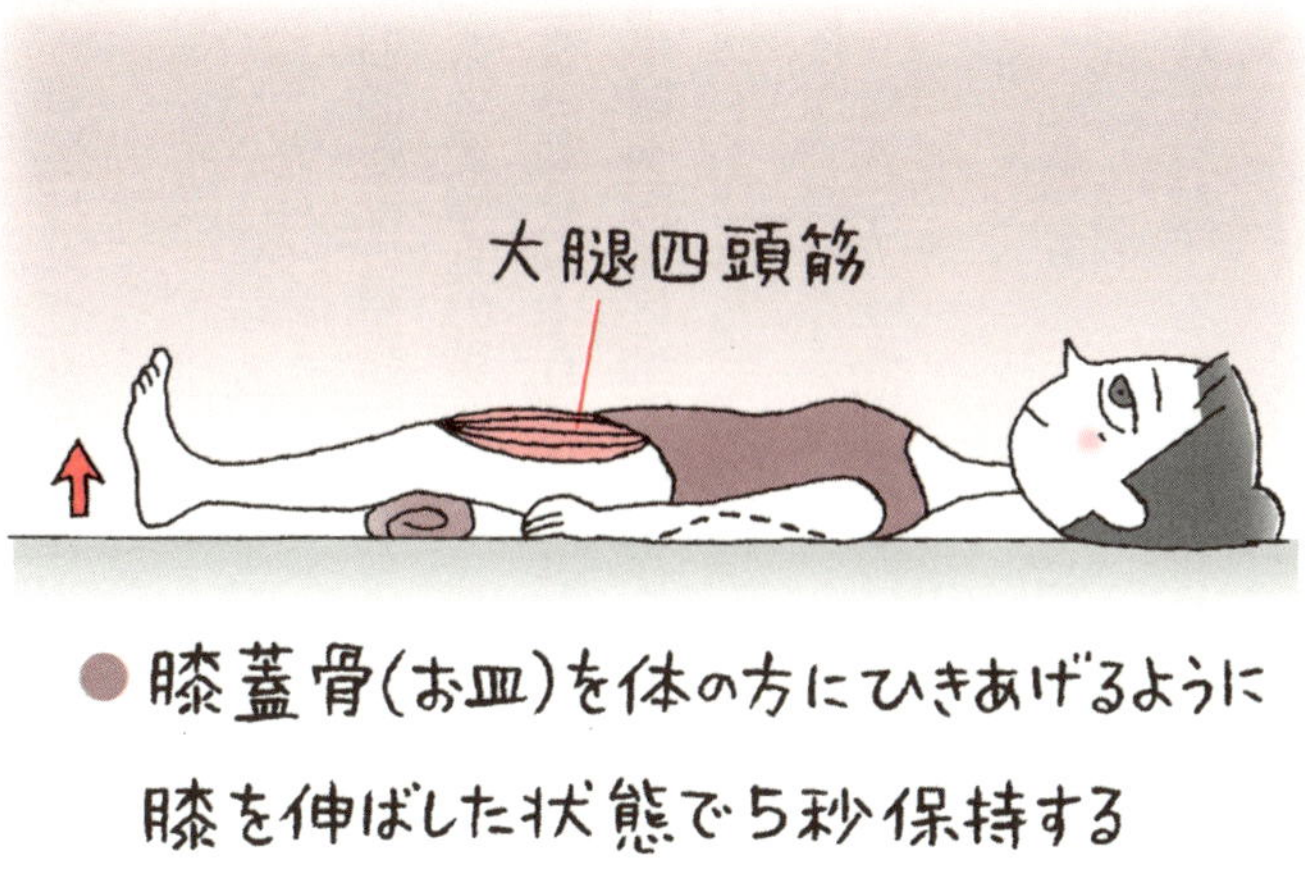
大腿四頭筋
膝蓋骨(お皿)を体の方にひきあげるように
膝を伸ばした状態で5秒保持する

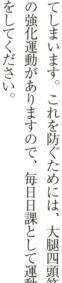

大腿四頭筋強化の運動

5 無菌性骨壊死

脂質異常症で大腿骨の血管がつまるのが原因

ステロイドを大量に服用している間に股関節が痛くなってきたら、大腿骨頭壊死《だいたいこっとうえし》を疑う必要があります。大腿骨の頭の部分は丸い形をしており、骨盤の中に入り込んでいます。その部位で大腿骨にかかる全身の重みを受けています。しかし、この部分は栄養を送る血管が少なく、血液がつまるとすぐに栄養不足となって壊死を起こしてしまいます。ステロイドを服用していると、脂質異常症によって血管に脂肪のかたまりがつまりやすくなります。これがステロイドによって起こる無菌性骨壊死の原因と考えられています。この骨壊死は大腿骨頭が最も多いのですが、膝などに起こることもあります。

Q 骨壊死を早期発見する方法は?

A ＭＲＩ検査なら早期発見が可能

早期診断にはＭＲＩ検査が役に立ちます。単純エックス線写真の場合には、ある程度骨壊死が進行しないと発見できませんが、ＭＲＩ検査ではかなり早期から発見することが可能です。

Q 骨壊死を予防する方法はないのか?

A 脂質異常症、急速な肥満に注意する

骨壊死が起こるのは脂質異常症がある場合が多いので、血液検査でコレステロール値が高くなれば、スタチンと呼ばれる一連の脂質異常症用薬を併用します。また、急速な肥満は大腿骨頭壊死を起こしやすくしますので、注意が必要です。

Q 万が一骨壊死になってしまったら？

A 進行した状態ならば人工関節置換術を行う

早期であれば、ステロイドの減量とともに杖歩行による免荷をすることで、進行が防止できます。大腿骨頭壊死が進行して骨頭がすでに破壊されてしまった場合には、人工関節置換術を行うことになります。今は人工関節材料が飛躍的に進歩したために、長期手術成績は格段によくなってきました。

6 筋萎縮

手足でも体に近い部分に特に起こりやすい

別名、ステロイドミオパチーと呼ばれます。ミオパチーとは筋肉の病気のことです。ステロイドを大量かつ長期に服用していると、筋肉が萎縮してきます。特に手足でも体に近い部分に起こりやすいために、立ち上がりにくいなどの症状が出ます。

Q 筋萎縮を予防するためには？

A 筋肉負荷をかけることである程度の予防はできる

入院してステロイドを飲んでいる間でも、ただベッドに寝てばかりいないで、主治医の許可があれば病棟内を散歩することが大切です。筋肉に適度の負荷をかけることで、筋萎縮をある程度予防することができます。また、ベッド上で安静を取っている間にも、等尺運動（関節を曲げずに筋肉に力を入れる運動）はお勧めです。しかし、筋萎縮の進行が急速な場合には、可能な限りステロイドの漸減に努めます。

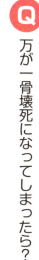

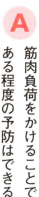

7 精神症状

まれに、うつ状態、錯乱状態を招くことも

ステロイドの服用量が多いときには、「いらいらする」、「眠れない」などの症状が出ることがあります。しかし、これは個人差が大きく、何も症状が出ない人もいます。また、ステロイドを大量に使用しているときには、まれですがうつ状態になったり、ごくまれに錯乱状態になることもあります。

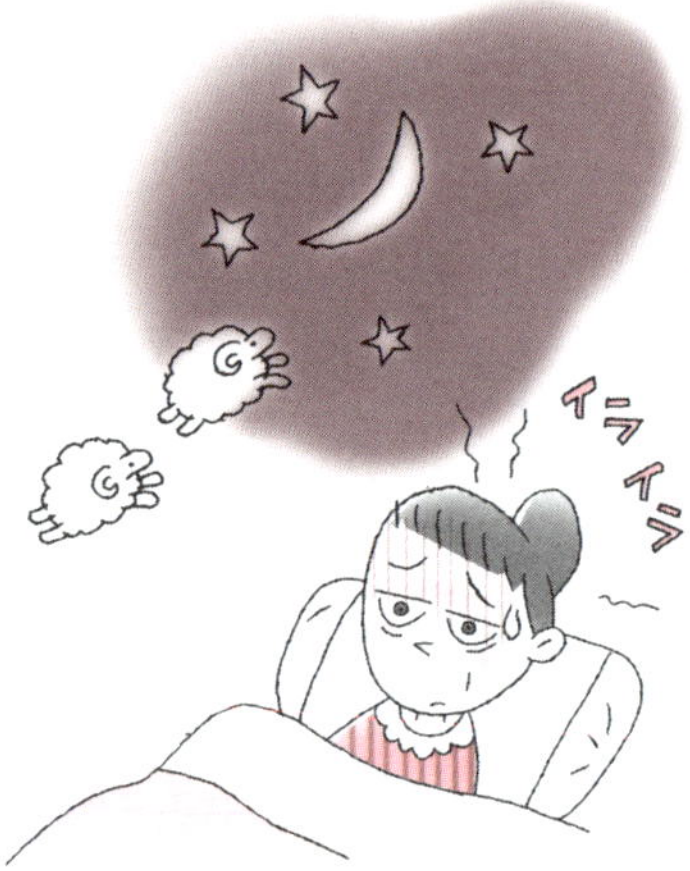

Q よく眠れず、いらいらする。どうすればよいか?

A 夜の服用を減らし、朝と昼に多くするという方法もある

主治医と相談して、睡眠導入剤とか抗不安薬を処方してもらうとよいでしょう。夜間にきちんとした睡眠を取ることで、リズム感のある生活をすることができるようになります。

不眠があるときは、夜に服用するステロイドの量をできるだけ少なくして、朝と昼に多くするという方法もあります。しかし、プレドニゾロン換算で15㎎/日以下になると、不眠症やいらいらはおさまってくるのが普通です。

Q ステロイドを使い始めてから、落ち込むことが多いが?

A 症状が強いときは専門医を受診することが大切

ステロイド使用でうつ状態が起こることもあり

ます。あまり症状が強いときは、心療内科や精神科の先生と早めに連絡を取ってもらい、専門的な治療を受けることが必要です。うつ状態が高じた場合には、自殺企図が起こる場合があるので要注意です。

8 高血圧

血圧が上がる場合は塩分制限をし、ときには降圧剤服用も

ステロイドは体の中に塩分をためる働きがあるために、長期に服用していると高血圧が起こることがあります。ですから、ステロイドを飲んでいる患者さんは血圧を外来で測定してもらうだけでなく、自宅でもご自分で測定をしてください。血圧が上がる場合には、塩分制限と、場合によっては降圧剤の服用が必要になります。

Q　もともと血圧が高いときにはどうすればよいか？

A　塩分は１日７ｇに制限する

もともと血圧が高いときにステロイドを服用するとさらに血圧が上がります。したがって、まず食事では塩分を１日７ｇ程度に制限することが必要です。また、降圧剤を積極的に使って血圧をコントロールすることをお勧めします。

Q　血圧が高くなくても塩分は制限するのか？

A　大量に服用するときは塩分摂取は控えめに

ステロイド自体に体内にナトリウムを貯留させる作用があります。このため、ステロイドを大量に使用する際には、高血圧がなくても塩分の摂取は控えめにすべきでしょう。

9 脂質異常症

コレステロール、中性脂肪の増加状態が長引くと危険

ステロイド使用中には血清中のコレステロールや中性脂肪が増加しやすくなります。また、脂肪肝も起こりやすくなります。このような状況が続くと、動脈硬化が起こり、心筋梗塞、脳梗塞の原因になるので、注意が必要です。

Q 脂質異常症になったら何を注意すればよいか？

A **肉類より魚類、植物性脂肪を多めに**

一般には、禁煙、適度の運動、食事制限が必要です。体重は定期的に測定し、太らないように注意してください。食事では、脂肪、卵類のとり過ぎに注意をしてください。肉類よりも魚類、植物性脂肪のほうがよいでしょう。また、野菜類を多めにとることも大切です。コーヒーなどには砂糖を入れるのを控えるか、人工甘味料を使ってください。過度の飲酒も控えるべきです。

Q コレステロール降下薬を使うのか？

A **まずは食事療法を行うことが基本**

これはケースバイケースです。まず食事療法を行うことが大切です。それでもどうしても血清コレステロールや中性脂肪の増加が防げなければ、その時点でコレステロール降下薬の使用を考慮します。

10 白内障、緑内障

眼科専門医院で定期的に診察を受ける

白内障というのは、水晶体というレンズの役目をする部分に濁りを生ずるものです。年を取っても起こりますが、ステロイドの長期連用でも起こることがあります。

緑内障とは眼の中の圧（眼圧）が上がる状態で、ひどくなると頭痛や吐き気がすることがあります。ステロイド服用中に眼圧が上がって緑内障を起こすことがあります。これを放置すると視力低下や失明に至ることもありますので、眼科の先生の診察が必要です。眼圧があまり高い場合には、眼圧を下げるお薬が必要になります。

Q 自覚症状はあるか？

A まぶしさ、視力低下、頭痛、吐き気、視野欠損など

白内障の初期症状は、眼鏡の度が合わなくなったり、まぶしさを感じるようになったりします。進行すると、視力低下が起こります。緑内障の場合には、急激に起これば頭痛、吐き気などが起こります。慢性の場合には視野欠損でみつかることもあります。

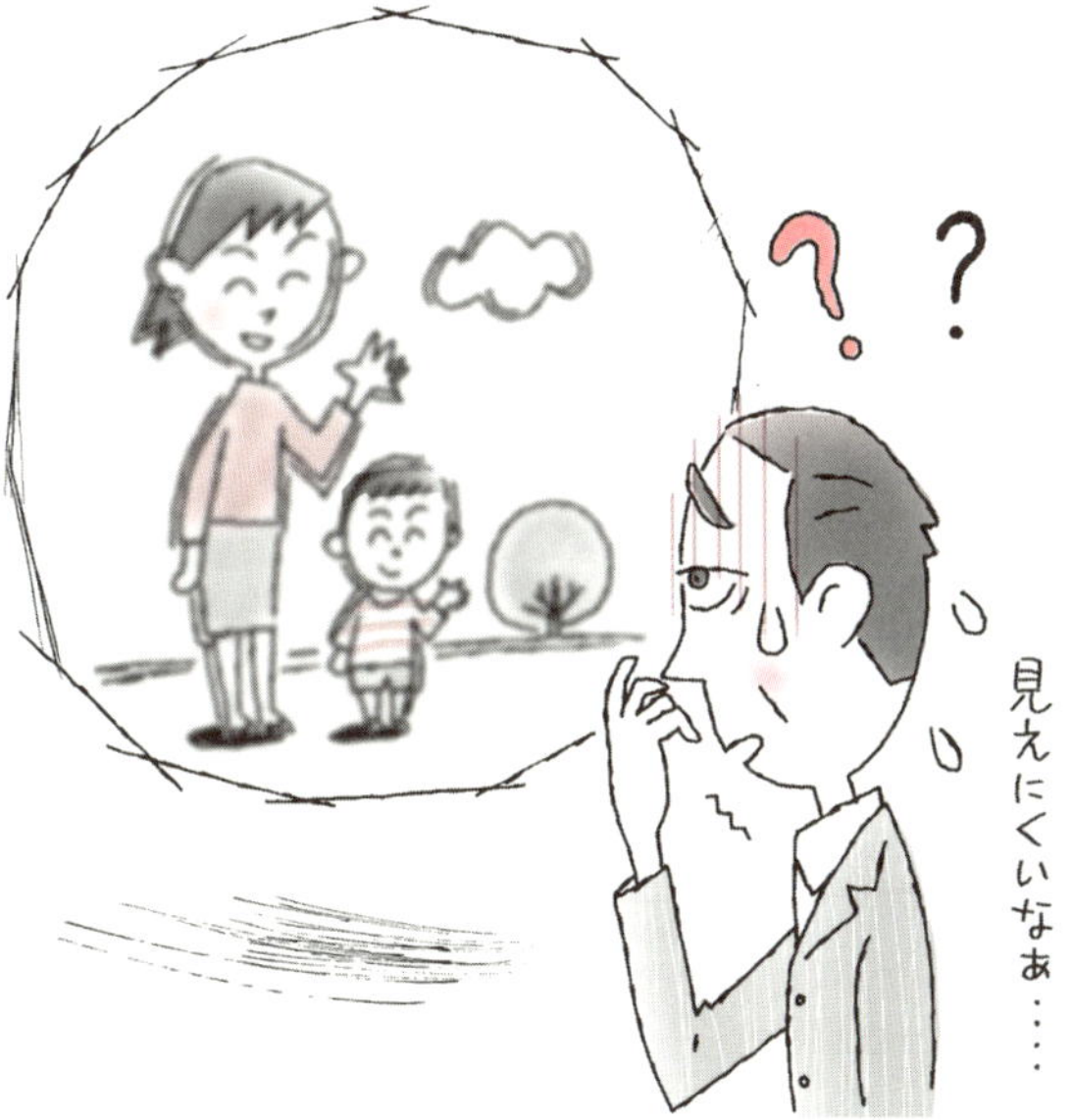

Q ステロイド白内障になったらどうすればよいか?

A 進行した場合は眼内レンズを入れる

軽ければ点眼薬だけで様子をみます。進行した場合には眼内レンズ(人工水晶体)を入れる手術をします。今は眼内レンズの性能が格段によくなりましたので、積極的に手術が行われるようになりました。

Q ステロイド緑内障になったらどうすればよいか?

A ステロイドの漸減を可能な限り行うこと

まず、眼圧を下げるために点眼薬を使用します。場合によっては内服薬を使用することもあります。また、ステロイドの投与量が減ると緑内障も改善するので、ステロイドの漸減を可能な限り行うことも必要です。

第3章

ステロイドを使う
おもな病気

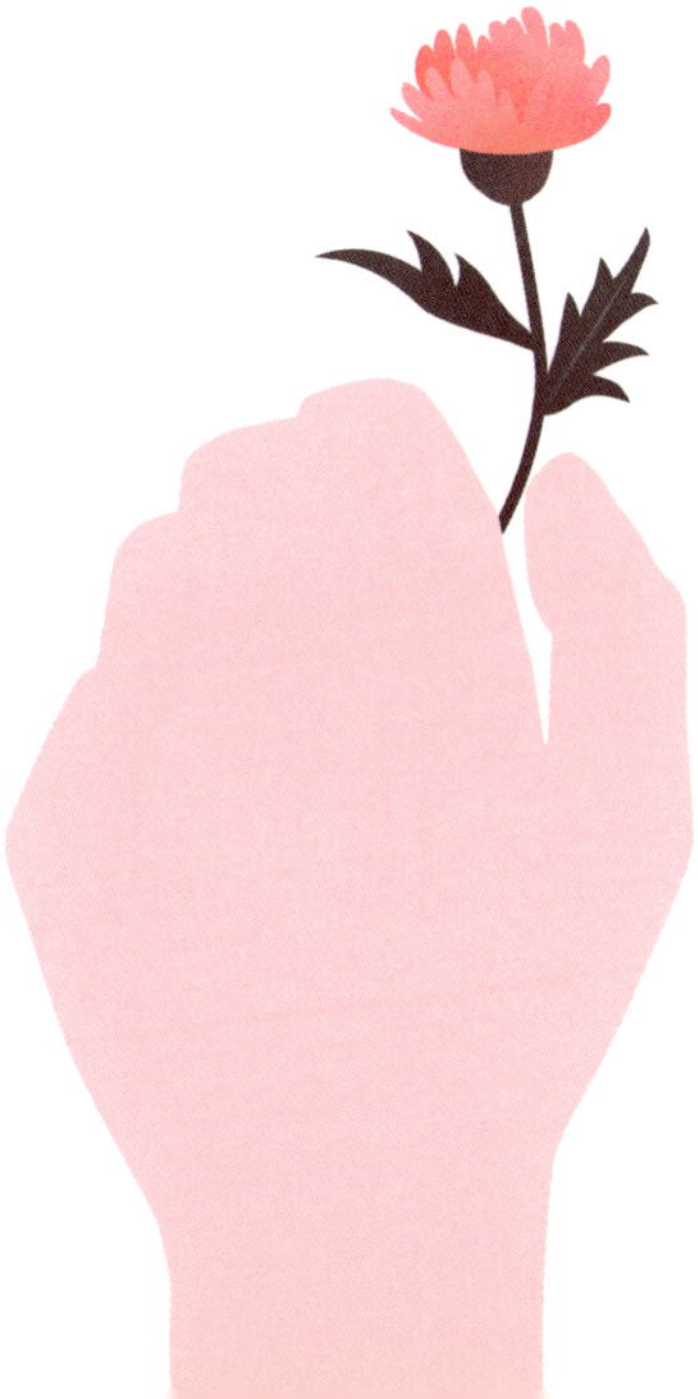

Section 3

膠原病と膠原病類縁疾患

どんな病気か

ひとつの内臓の異常では説明できない疾患群

私たち膠原病専門医が、その専門分野名を一般の方の前で口にすると、「高いところに登るとなる病気ですよね」と言われることがあります。それは、高山病ですね。高原《こうげん》という漢字に結びつくのかもしれません。

「ああ、知っていますよ。難病ですね！」と言われることもあります。高山病よりは少し嬉しいですが、一言で難病と片づけているところから察するに、「心臓病」と同じように、たくさんの病気をひとまとめにした呼び方であることをご存知ないのだと思います。

そこで、まずは、第二次世界大戦前夜の194

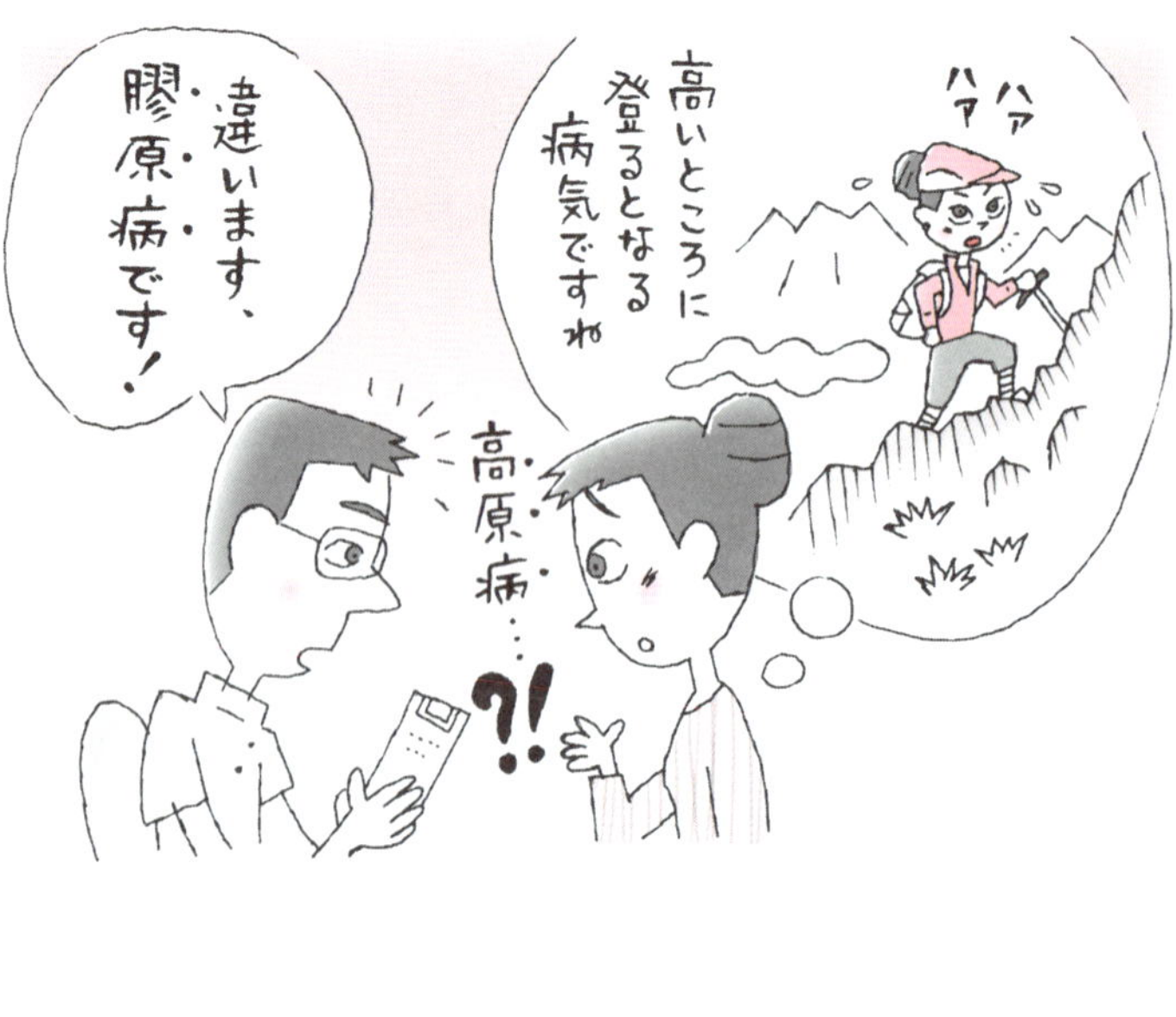
ハァ ハァ
高いところに登るとなる病気ですね
違います、膠原病です！
高原病…?!

2年に病理学者のクレンペラーが初めて使った膠《こう》原《げん》病という言葉について説明しましょう。

ヒポクラテス以来長い間、病気は血液とともに体内をめぐると考えられていました。しかし、近代病理学の父と呼ばれるイタリアの解剖《かいぼう》学者モルガーニは、1761年に80歳で出版した『解剖所見による病気の所在と原因について』で、ひとつの病気は、ひとつの内臓の異常が原因なのだということを明らかにしました。黄疸《おうだん》が出て顔が黄色くなるのは、血液が黄色いのが悪いのでなく、肝臓という内臓が悪いからだなどという具合です。

しかし、アメリカの病理学者クレンペラーは一部の病気がその考えでは説明できないことに気がつきました。すなわち、一部の病気は、全身の細胞と細胞の間にあって、細胞を結びつけている「結合組織」がむしばまれていて、しかも「膠原線維のフィブリノイド変性」という変化が顕微鏡を通して共通してみつかることを知ったのです。そして、このような特徴をもつ疾患群を「膠原病」と命名しました（右表）。

クレンペラーの提唱した膠原病に含まれる疾患

- 全身性エリテマトーデス
- 関節リウマチ
- 強皮症
- 結節性多発動脈炎
- 多発性筋炎・皮膚筋炎
- リウマチ熱

欧米での呼び名は結合組織疾患・リウマチ性疾患

膠原というのは英語では、コラーゲンです。美肌でおなじみの、あのコラーゲンです。皮膚や血管、骨・軟骨などを作っている重要なタンパクです。そのコラーゲンが成分となっている線維がむしばまれるのですから、体のいたるところに病気が起きます。

なお、フィブリノイド変性というのは、顕微鏡で病気が起きている部分をみると、コラーゲン線維が膨れ上がって本来持つ線維としての構造を失い、一様なガラスのようにみえ、かつエオジンという色素で赤く染まる状態になることを呼びます。

それまでの説に逆らって生まれたモルガーニ学説に再び逆らって生まれた膠原病という概念ですが、その後、世界的にはあまり使われなくなりました。一時、モルガーニ学説にとらわれるかのように、コラーゲン線維という「臓器」の異常が起こす単一の病気とみなされたり、コラーゲン線維の異常だけではすべてを説明できないことがわかったからです。しかし、わが国では、「膠原病」という名前は根付いています。少々あいまいな意味の新語でも寛容に受け入れてしまう日本語の特性を表しているかのようです。

では、欧米ではどう呼ばれているのでしょうか。彼らは、新語の語源にこだわるのか結合組織疾患とかリウマチ性疾患と呼んでいます。細胞と細胞を結びつけておくタンパクはコラーゲン以外にもあります。これらすべての「結合組織」に異常をきたしうるので、結合組織疾患というわけです。

「リウマチ」というのは、もともとはギリシャ語で「流れ」を意味し、痛みが体中のあちこちを流れることからつけられた名前です。そのため、関節・筋肉・骨などの痛みを伴う病気はすべてリウマチ性疾患と呼ばれます。膠原病では、関節や筋肉が痛むことが多いのです。つまり、結合組織疾患というのは、病気の異常を顕微鏡から見た呼び名で、リウマチ性疾患とは、患者さんの症状からみた呼び名ということができます。

自己免疫による炎症が原因で発症

病気の原因からみるとまた違う呼び名がありま す。それは、自己免疫疾患です。免疫力は細菌やウイルスなどの病原体を攻撃して、身を守る仕組みです。

しかし、ときとして、自分の身体の一部を間違って攻撃してしまいます。攻撃が始まると、その部分は腫れて、熱を持ち、痛くなり、使いにくくなります。いわゆる炎症です。本来、免疫力の元になる細胞は、自己抗原と呼ばれる自身の構成成分と外からの病原体を区別して、味方である自己抗原には反応しない仕組みがあります。

しかし、イスラム国（ＩＳ）との戦いで欧米軍が失敗してしまったように、どんな精巧な仕組みをもった兵器でも完全ではあり得ず、味方や無害な人たちを攻撃してしまうことがあります。膠原病は、このような間違いが止まらなくなって炎症が起きてしまっている状態、すなわち、自己免疫による炎症が原因とわかってきています。以上、結合組織疾患、リウマチ性疾患、自己免疫疾患のすべてを満たすものが膠原病です（下図）。

そして、先にあげた6疾患以外でもこれに近い病気は膠原病類縁疾患と呼ばれます。シェーグレン症候群、混合性結合組織病、好酸球性多発血管炎性肉芽腫症、多発血管炎性肉芽腫症、高安動脈炎、側頭動脈炎、好酸球性筋膜炎、成人スティル病、ベーチェット病などです。

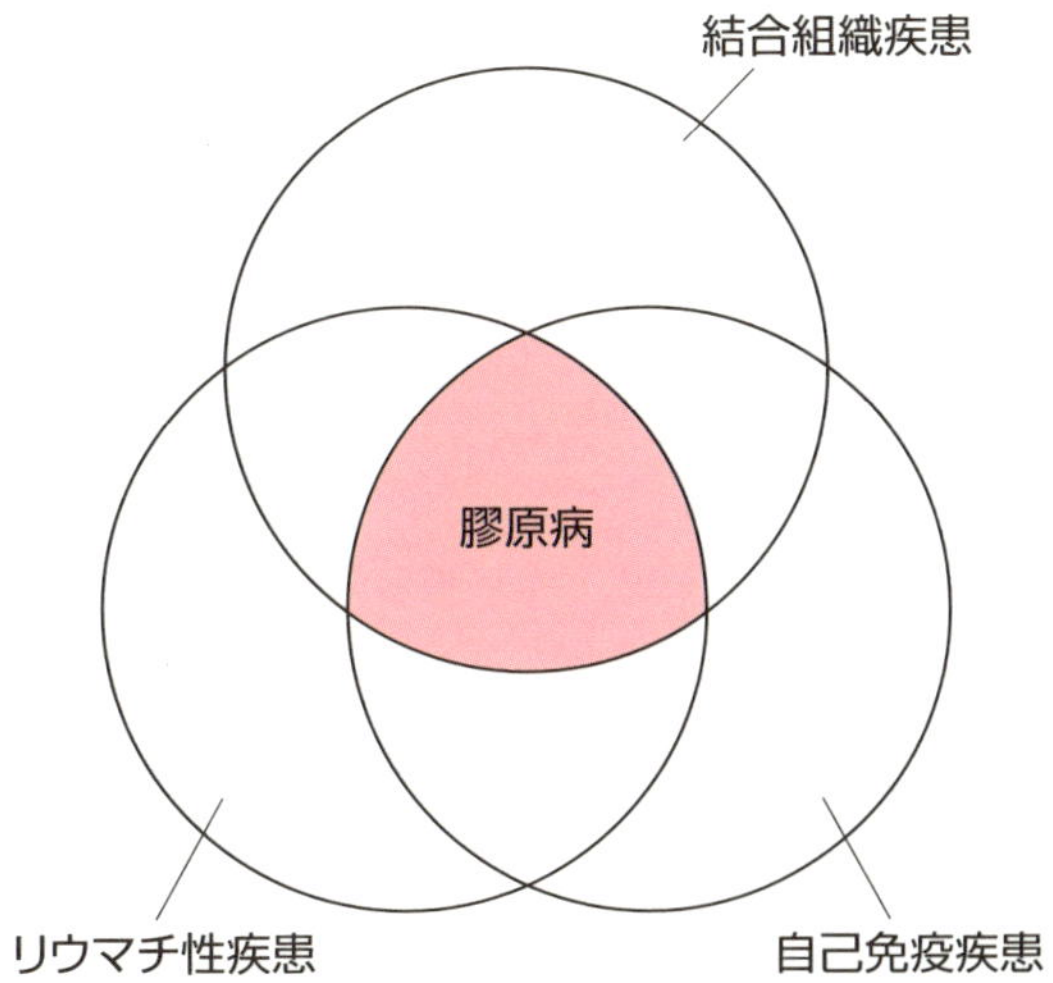

なお、リウマチ熱は、原因が溶血性連鎖球菌と

いう細菌感染とこれを退けようとする免疫力で起こることがわかってきたので、膠原病からははずす場合もあります。

どんな治療をするか

ステロイドの開発でノーベル賞

前述のように膠原病はいろいろな疾患の総称なので、治療は一様ではありません。しかし、薬による療法の基本は、自己免疫によって起きている炎症を抑えることです。

有史以来、人類が手にした最強の炎症抑制薬はステロイドです。このため、ステロイドは膠原病治療にしばしば使われます。

治療薬としてのステロイドの歴史は、クレンペラーが膠原病の名称を提唱して間もなくの１９４８年に始まります。この年、合成ステロイドであるコルチゾンが関節リウマチ患者に投与されて劇的な効果を上げました。ニューヨークタイムズによると、患者が翌日には、ベッドの横で踊れるほど回復したと報じ、三人の科学者がノーベル賞を受賞したほどです。

ステロイドの強力な炎症抑制作用は、免疫力を担ういろいろな細胞に向けられます。まず、炎症が起きている部分にやってくる好中球と呼ばれる白血球、病原体に結合してこれを攻撃する抗体を作る白血球であるＢリンパ球、これらの白血球を指揮して時に自らも病原体を攻撃するＴリンパ球など、すべての細胞を抑えることができます。

痛みを鎮める非ステロイド系消炎鎮痛薬

ステロイドが発見されたころ、炎症を止め、痛みを和らげるヤナギの樹皮や葉の成分として、ヒポクラテスの時代から知られていたサリチル酸が発見されました。この時期は、まさしく、抗炎症薬の黎明期《れいめいき》です。

関節リウマチを患う父親をもつホフマンは親孝

行しようとサリチル酸に改良を加え、飲みやすくて副作用の少ないアセチルサリチル酸を合成しました。これは、19世紀末にアスピリンとして市販されました。この薬の効果は、シクロオキシゲナーゼという、炎症を激しくする酵素を邪魔することにより発揮されます。そして、シクロオキシゲナーゼを抑える薬は、非ステロイド系消炎鎮痛薬と呼ばれて、たくさんの種類の薬が市販されるようになりました。ステロイドではないけれど炎症を消して、痛みを鎮める薬、すなわち、非ステロイド系消炎鎮痛薬です。私たちは、英名Non-steroidal anti-inflammatory drugs の頭文字をとって、しばしばＮＳＡＩＤｓ《エヌセイズ》と呼びます。その作用は、ステロイドほど強力ではありませんが、ステロイドほどの副作用もありません。したがって、痛みや炎症を抑えるのに、ステロイドより先に使用されることが多い薬です。

期待される副作用の少ない免疫抑制薬

ステロイドには、強力に免疫を抑える働きがありますが、それでも膠原病の治療に不十分なこともあります。ステロイドがうまく使えなかった患者さんには、免疫抑制薬が併用されます。免疫抑制薬は、前述のＢおよびＴリンパ球が増えるのを阻止する薬が長く使用されてきました。これには、

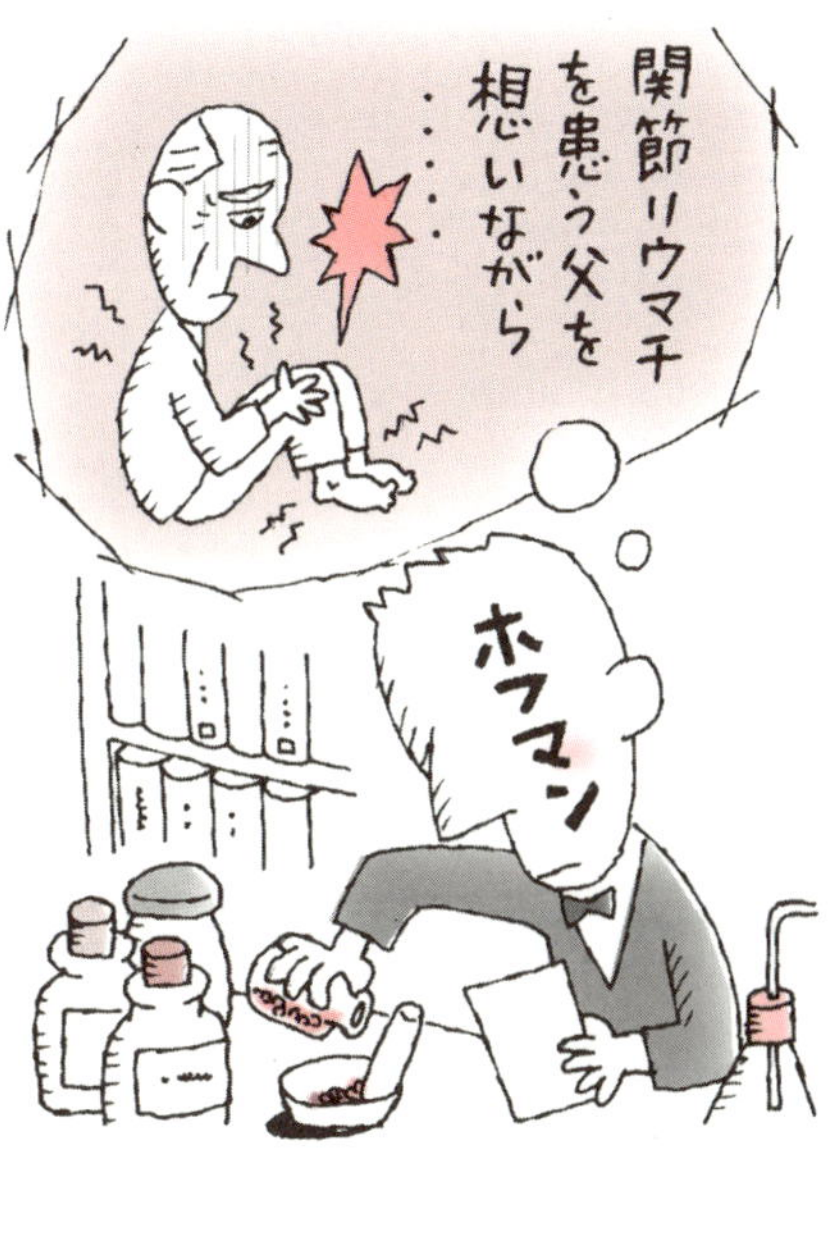
関節リウマチを患う父を想いながら……
ホフマン

（以下（　）内商品名）シクロホスファミド（エンドキサン）、ミコフェノール酸モフェチル（セルセプト）、アザチオプリン（イムラン、アザニン）、メルカプトプリン（ロイケリン）などがあります。Tリンパ球の働きを抑える薬もあります。シクロスポリンA（サンディミュン、ネオーラル）、タクロリムス（プログラフ）、レフルノミド（アラバ）などです。Bリンパ球を減らしてしまうのは、リツキシマブ（リツキサン）です。メトトレキサート（メソトレキサート、リウマトレックス）を少量用いる治療法は、効果の出方のメカニズムが解明されていませんが、炎症にかかわる細胞の機能を抑えるものと思われます。

しかし、シクロホスファミドなどは、実績のある免疫抑制薬であるものの、長い間服用すると膀胱などにがんができやすいといわれています。また、卵巣や精巣をいためて、子どもを持つことができなくなることもあります。副作用の少ない、よい免疫抑制薬が出て、治療法が進歩すれば、ステロイドがいらない時代が来るかもしれません。そうしたら、この本は不要になります。

ステロイドの用い方

大事な内臓の炎症には「高用量使用」

ステロイドの使い方は、必要なだけの量を最も短い期間使うことです。でも、必要な量は、膠原病の種類によっても、その患者さん個々の病気の具合によっても、異なります。

一般には、脳、肺、心臓、腎臓などの大事な内臓に膠原病による炎症が起きているときには、プレドニゾロン（プレドニンないしプレドニゾロン）という標準的なステロイドを体重1kgあたり1日1mg使います。ステロイドの「高用量使用」です。体重60kgの患者さんなら、60mgです。プレドニゾロンは、ふつう一錠中に5mg含まれますので、1日12錠服用することになります。

これが、メチルプレドニゾロン（メドロール）の場合には、体重１kgあたり１日0.8mgです。同じ患者さんなら48mg分です。メドロールは、一錠中に４mg含まれていますから、やはり１日12錠。錠数では、プレドニゾロンの場合と同じです。

実は、ステロイドは、どんな種類であろうと一錠が同じくらいの効力を持つように作られているのです。ただし、例外はあります。プレドニゾロン錠には通常の５mg錠に加えて１mg錠が、メドロールには通常の４mg錠に加えて２mg錠があり、微妙なさじ加減が必要な時に使えます。

それほどの効果が必要のない時、つまり、重要な内臓がおかされてしまう危険のない場合には、プレドニゾロンで、体重１kgあたり１日0.5mgを服用します。中等用量のステロイド使用です。なお、免疫抑制薬をはじめから使う場合には、高用量ではなく中等用量のステロイドで治療を始めることもあります。

関節リウマチの場合には、抗リウマチ薬と呼ばれる薬剤が豊富で、しかもステロイドだけでは病気の進行を抑えられないことがわかっているので、ステロイドは脇役です。関節の痛みや腫れを抑える程度の量で十分です。したがって、プレドニゾロンで１日に10mg以下の低用量ステロイドを服用していただく場合がほとんどです。

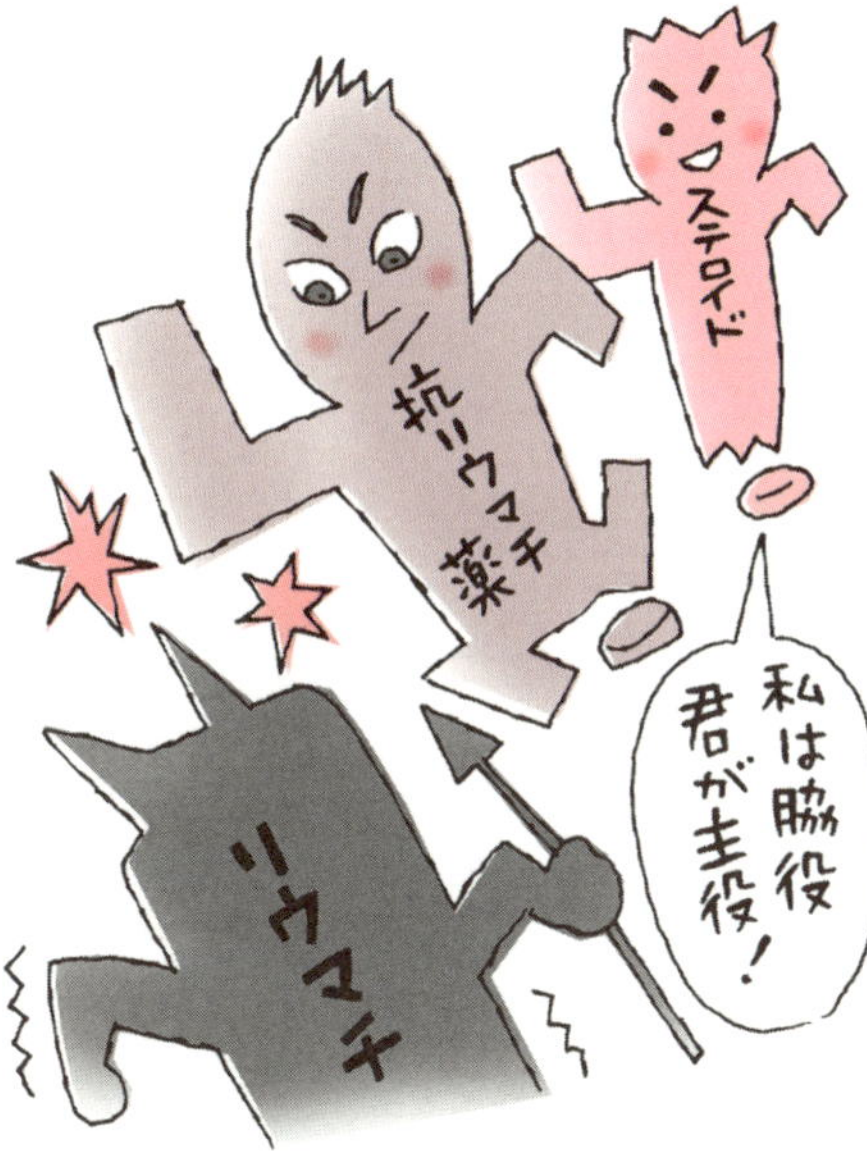

なお、ステロイドを始める場合には、十分な量を使うことが重要です。炎症という猛火を振るう膠原病に対して、必要十分のステロイドできっちりと消火するイメージです。

同じプレドニゾロン1日60㎎でも、はじめからその量を使った場合と、1日30㎎くらいから徐々に増やした場合には、効果が違います。徐々にステロイドを増やしていくと、膠原病はまるでステロイドに慣れてしまったように抵抗します。ですから、患者さんは、医師の説明に納得した後は、処方を受けたステロイドを、決められた量を決められた期間きちんと服用するように心がけてください。こわごわと、服用したりしなかったりしていると、必要な量を最短期間使うという原則を守れなくなってしまいます。

炎症がおさまって、症状や検査異常がなくなってきたら使用量を減らすことを考えます。そこまで至るのに、使用開始してから1～2カ月もかかることはよくあります。焦らないでください。膠原病がおさまらないのに減量してしまえば、必ずまた悪くなります。

しかし、減量を始めても急には減らせません。急に減らすと膠原病がまた悪くなるからです。2～4週ごとに10～20％を目安に減らします。「病気に気づかれないように少しずつ減らしましょうね」。専門医がしばしば外来で口にする言葉です。

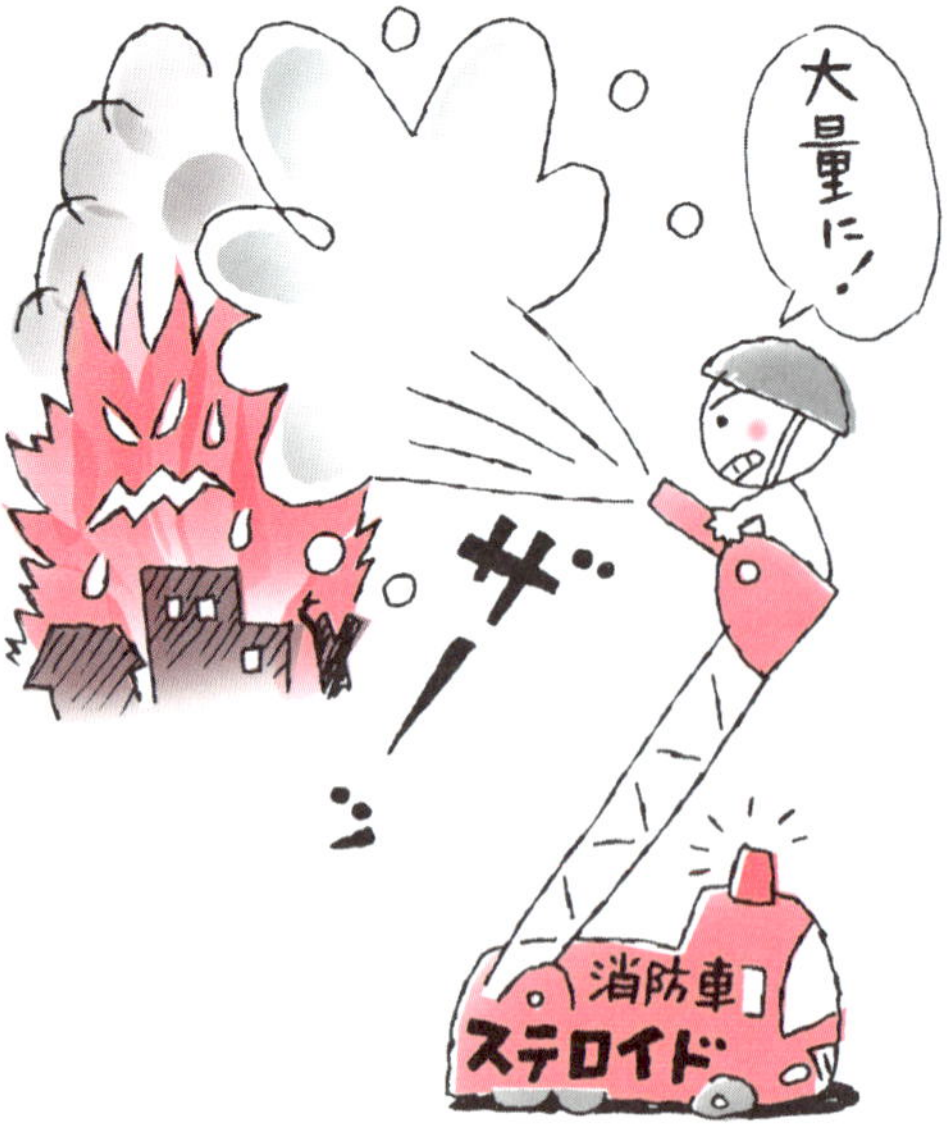

薬服用を急激に止めると体調を崩す

減らしていく際に、最終的な目標は中止することですが、なかなか、そこまで病気が気づかず放っておいてくれることはありません。また、ステロイドを3週間以上服用していると患者さんご自身の副腎皮質からのホルモン産生が休眠してしまいます。副腎皮質が、自らが作るホルモンと同じものが外から入ってくるのを察知して怠けてしまうからです。

いったん活動をやめた副腎皮質は、外からのステロイドホルモンがなくなれば、活動を再開します。でも、再開には時間がかかることがわかっています。したがって、ステロイド服用を急激に止めてしまうと、必要なホルモンさえもなくなって、体調を崩してしまいます。患者さんには体調を崩さない程度のホルモン量に加えて、最低限の治療効果のある量を長期に飲んでいただくことになります。

これが、維持量と呼ばれるステロイドの量です。この量にまで無事にもっていくのが、膠原病治療の第一の到達目標です。ふだんの生活を営むのに必要なステロイド量は、プレドニゾロン換算で、1日2～5㎎。したがって、維持量はプレドニゾロン換算で、1日5～10㎎となることが多いです。ただし、免疫抑制薬を服用している場合には、ステロイドは止めて、免疫抑制薬だけで病気が再燃しないように維持することもあります。うまく、維持療法にまでもっていくコツのひとつは、主治医の診察をきちんと受けて、指示通りに生活上の注意をして、服薬することです。

注意すべき副作用とその対策

服用中は食べ過ぎと太り過ぎに注意する

ステロイドの副作用は、ステロイドの減量を考えたほうが良いものと、減量を考えなくても良いものに分けて考えられています。前者をメジャーな副作用、後者をマイナーな副作用とも呼びます。副作用については第2章で詳しく説明があるので、ここでは、特に膠原病患者さんが注意したほうがよいことを説明します。

膠原病患者さんは、女性が多く、また、長い間ステロイドを飲み続けることになります。中等量以上のステロイドを服用していると、ほほに肉がついて顔が丸くなってきます。満月様顔貌と呼ばれる嬉しくない状態です。しかも、ステロイドを服用すると異常に食欲が出てくることがしばしばあります。ですから、食べ過ぎと太り過ぎには注意してください。ステロイドを減量して、もうステロイドの影響がなくなったはずのときでも、まだお月様のような顔ですね、などと言われることのないようにしましょう。

それに、血中コレステロール値や中性脂肪値が高いと無菌性骨壊死という骨の病気を起こしやすいという報告もあります。股関節でこれが起きると、人工関節に代えない限りは痛みがとれないので、厄介な副作用です。

ほほに肉がついても、肥満にさえ気をつけていれば、服用しているステロイドが少なくなる前と同じほほに戻ります。でも、服薬を突然にやめてはいけません。前述の通り、患者さんご自身の副腎は休暇中ですから、副腎皮質ホルモン欠乏状態になってしまいます。これが起きると、吐き気がして、熱が出たり、血圧が下がり、ひどいとショック状態になり、生命の危機に陥ります。ですから、飲み忘れもいけません。病気がよくなって、海外旅行に出かけるときなどには、機内手荷物とチェックイン荷物の両方に旅行日数に必要な量のステロイドを入れておいて、片方がなくなっても大丈夫なようにしておきたいものです。

骨粗鬆症や免疫力の低下にも要注意

女性は、女性ホルモンが盛んに出ているときは、骨の硬さがしっかりと守られています。いつ、妊娠するのかわからないのですから、骨は強く保たれているわけです。

しかし、閉経を迎える頃になり、女性ホルモンが減ると急に骨がもろくなりやすくなります。骨粗鬆症です。老いた女性で背中が曲がっているのは、骨粗鬆症で背骨がつぶれているのが原因です。ステロイドを服用すると、この骨粗鬆症が起きやすくなります。運動、カルシウム、ビタミンD摂取には心がけなくてはなりません。それでも、骨粗鬆症の危険があるときには、主治医が薬を出すと思います。

ステロイドは、免疫力を抑えて、膠原病の原因である自己免疫を抑えるのですが、細菌やウイルスなどに対する免疫力も抑えるので、これらに対する抵抗力が弱くなってしまいます。そのような方は、人ごみを避けて、清潔を保ち、細菌やウイルスが体に入り込む機会をなるべく減らすことが望まれます。

減量段階では朝多く服用する

ステロイドを服用する場合、朝多くして、夜少なくすることがあります。これは、正常なほうの副腎皮質から出るホルモンが朝に多くなることがわかっているからです。このパターンをまねたほうが、副腎皮質ホルモン本来の作用を模倣できます。しかも、このほうが副腎皮質を休眠状態にしにくいことがわかっています。膠原病の勢いがある時には、一日中、ステロイドを効かせるために朝昼晩均等に処方しますが、減量する段階では、副腎皮質に起きてもらうために、朝に多い処方に変わっていくのが普通です。

Q　ステロイド内服薬は副作用が強いと聞いているが、飲み続けても大丈夫?

A　飲み続けないことのほうがむしろ心配

診察で決まった量であり、副作用を注意していれば、飲み続けても大丈夫です。ご心配のように、ステロイドを飲むと、いろいろな副作用が出ることは確かです。だからこそ、膠原病専門の主治医は、あなたにとって最も少なくて、最も効果のある量を、最も短い期間処方するように考えています。したがって、処方されたステロイドは、飲み続けるほうが得策です。すでに説明したように、飲み続けないことのほうがむしろ心配です。ただし、膠原病は、治療に長くかかり、完全に治癒することはまれですから、たいていの場合、ステロイドや免疫抑制薬を長い間飲み続けることになります。

Q 内服薬を減らすための条件は?

A 減らしても病勢が落ち着いていること

今、服用しているステロイドの量で十分に膠原病の病勢が抑えられていて、減らしても、病勢が落ち着いたままであることが予想されることが条件です。そのためには、病勢が再燃しないように少しずつ減らしていきます。それまでの病気の経過で、ある程度以上、ステロイドを減らしてしまうと病勢が強まることが予想される場合には、免疫抑制薬など他の治療薬を一緒に使用しながら、減量することもあります。

Q ステロイドパルス療法って何?

A 大量のステロイドを3日間点滴静注

高用量ステロイドでも、大事な内臓を守りきれそうもない時や命の危険にかかわりそうな時、より効果的な治療にしたい時、メチルプレドニゾロン1000㎎投与を3日間繰り返すことがあります。体重60kgの方の高用量ステロイドがメチルプレドニゾロンで48㎎ですので、実にその20倍以上の量です。錠剤での服用は無理ですので、点滴静注します。これがステロイドパルス療法です。パルスすなわち衝撃的なステロイド投与がなぜ有効か、詳しくはわかっていません。でも、高用量ステロイドで期待する効果が完全に得られること以外に、ステロイドが、ふだん、作用する場所とは違う所にまで働きかけて炎症を鎮めると考えられています。３日後には、高用量ないし中等用量のステロイド服用に戻すのが普通ですが、効果が不十分の場合には、しばらくおいて繰り返すこともあります。

このように、ステロイドは、少量からパルス療法に至るまで、広い範囲の量で違った効果が得られる類いまれな薬です。

Q 隔日投与になると、薬の量が増えるのはなぜ?

A １日ごとに少ない量をはさむため

ステロイドを減らす際には、患者さん自身の副腎皮質にも活動を再開してもらいたいところです。眠った副腎皮質を起こす究極の方法は、服用しない日を作ることです。毎日、服用している場合には、１日ごとに少ない量をはさんでいきます。最終的には、服用する日としない日が交互になります。隔日服用と呼ばれる状態です。この状態では、1日おきに治療効果のある量のステロイドを服用し、服用しない日には、患者さんの副腎皮質がふだんの生活を営むに十分なだけの量のホルモンを作り出します。なお、この場合、治療は1日おきになるので、服用する日のステロイドの量は毎日服用する場合の2倍に増えることになります。

Q ステロイドは強い副作用があるのに注射しても良いの?

A 局所注射が全身への副作用を軽減

副腎皮質ホルモンは副腎から出てから血液で全身に回ります。ですから、ステロイドを注射して患者さんの血液中に入れることに問題はありません。むしろ、そのほうが本来の姿と言えるかもしれません。しかし、飲んでも、速やかに吸収されて血液中にまわるので、利便性を考えて飲み薬が使われる場合がほとんどです。

しかしながら、患者さんの具合が悪くて服用できない場合、服用しても吸収されにくい場合、パルス療法のように大量に用いる場合には、注射薬を用います。また、関節内や眼の周囲など、炎症の起きている場所で最大限の効果を出したいときには、その場所に注射薬を注入します。この場合は、全身への副作用を軽くすることを狙っています。

Q 長期の効果をもつ注射があると聞いたが？

A 筋肉注射もあるが、副作用が出た場合が問題

確かにあります。関節リウマチの患者さんの場合には、原因となっている自己免疫に対する治療は抗リウマチ薬に任せることもできます。しかし、それでも、少数の関節が腫れて痛む場合には、関節内に長期効果のあるステロイドを注射する場合があります。また、このステロイド注射薬を筋肉注射することもあります。筋肉から徐々に溶け出すので、一回注射すると、毎日服薬した場合と同じ効果が得られるので、服薬が困難な患者さんでは重宝します。しかし、副作用が出た場合でも取り除くことができないという心配もあり、あまり使用されません。

関節リウマチ

どんな病気か

免疫の不調で関節に不具合が生じる病気

リウマチというのは、前にご紹介した通り、ギリシャ語で「流れる」という言葉からきています。体の多くの関節が腫れて痛む病気です。その状態が長く続くと関節が壊れて変形し、使いにくくなってしまいます。

日本には、およそ、70万人前後の患者さんがいると考えられています。女性の患者さんが多く、30歳から50歳ぐらいの間に発病することが多いことが知られています。

原因は、他の膠原病と同じように、自己免疫であること以外に細かなことはわかっていません。ある遺伝的かかりやすさを持っている人にウイルスや細菌などの微生物感染が引き金となって発症するのではないかとも考えられています。

関節は、そもそも滑膜《かつまく》と呼ばれる薄い膜に覆われています。この中を滑液《かつえき》と呼ばれる液体が満たしていて、関節は滑らかに動きます。

関節リウマチになると、滑膜の中の血管が増えてきて、そこから、リンパ球やマクロファージなどの白血球がたくさん滑膜にでてきます。そして、炎症を引き起こすサイトカインをたくさん作り出します。すると、このサイトカインに反応して、滑膜は、どんどんと厚くなり、滑液も増えます。こうなると、外からでも関節の腫れとなってわかります。しかも、炎症を起こした滑膜は痛みの原因となります。この滑膜は、付近の軟骨を壊してしまう酵素を出し、また、骨を壊す破骨細胞と呼ばれる細胞を元気づけます。そのために、軟骨や

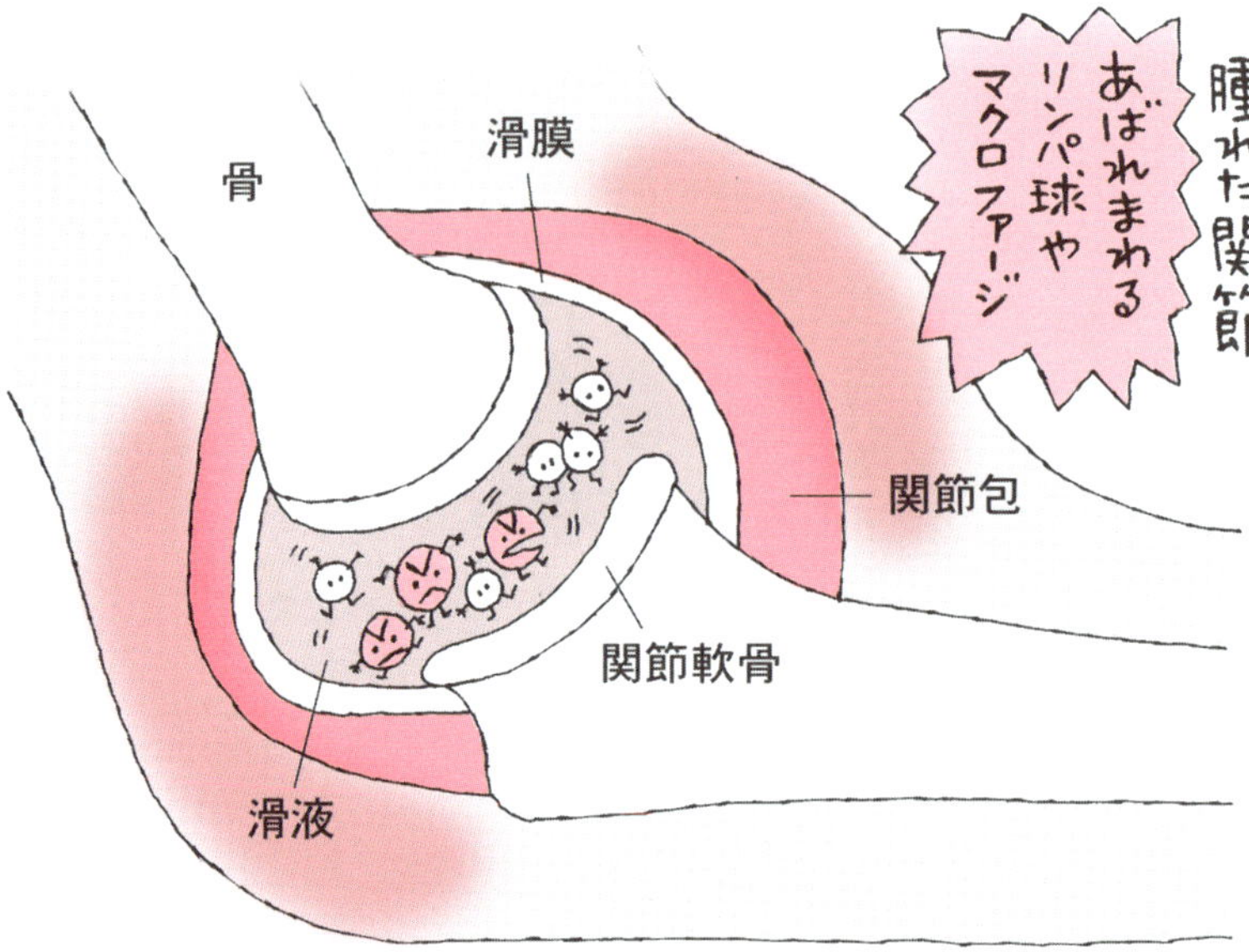

骨が壊れてしまうわけです。

このように、不具合が起きるのは関節内ですが、原因となっている自己免疫は、体の免疫全体の不調です。そのために、ひとつの関節で自然に症状が楽になっても、他の関節が痛みだします。また、肺がおかされることもあり、血管に炎症が及んで悪性関節リウマチと呼ばれる状態になることもあります。関節リウマチ治療をする場合、関節だけを治療していてはいけない理由はここにあります。

関節の腫れ、痛み、朝のこわばりが主症状

関節リウマチにかかるとまずあらわれてくる症状は、関節の腫れと痛みです。関節に異常のない関節リウマチはありません。関節は、手指の先端から二番目の関節や手首、足のゆび、足関節の痛みが多く、肘や膝や首の関節が痛むこともあります。

はじめは、ひとつあるいは少数の関節のみの痛みでも、やがて、左右同じような関節の多くに症

状があらわれます。関節は、滑膜が厚くなって滑液が増えているので、柔らかく腫れて、押すと痛みます。また、朝起きた時など、手指は「朝のこわばり」という特徴的な症状を呈します。

有効な治療が行われないと、この状態が長く続き、関節の骨や軟骨が壊れます。そうなると、関節の動かせる範囲が狭くなり、また、変形もあらわれます。手指は、アコーディオンのようにジグザグ形になってしまったり、外側にずれてしまうことがあります。

また、肘の外側や後頭部など外からの圧迫の加わりやすい部分の皮膚の下には、しこりができることがあります。これも、病気は全身のものである証拠です。

どんな治療をするか

痛みを和らげながら、抗リウマチ薬の効果を待つ

関節リウマチの治療の目標は、関節の痛みを抑えること、関節の炎症を抑えて関節の破壊が起きないようにすること、破壊されてしまった関節の働きをよくすること、の三つです。

薬による治療の基本は、抗リウマチ薬を用いて関節リウマチの関節炎を抑え、関節の破壊を起きないようにすることです。この種類の薬には、ブシラミン（リマチル）、サラゾスルファピリジン（アザルフィジンＥＮ）などの古くからの薬剤があります。その後、メトトレキサート（リウマトレックス）があらわれ、その効果が高いことから、世界的に関節リウマチの基本薬としての地位を確立しています。

その他、免疫を抑制する作用のある薬剤も関節リウマチ治療にも使われるようになりました。レ

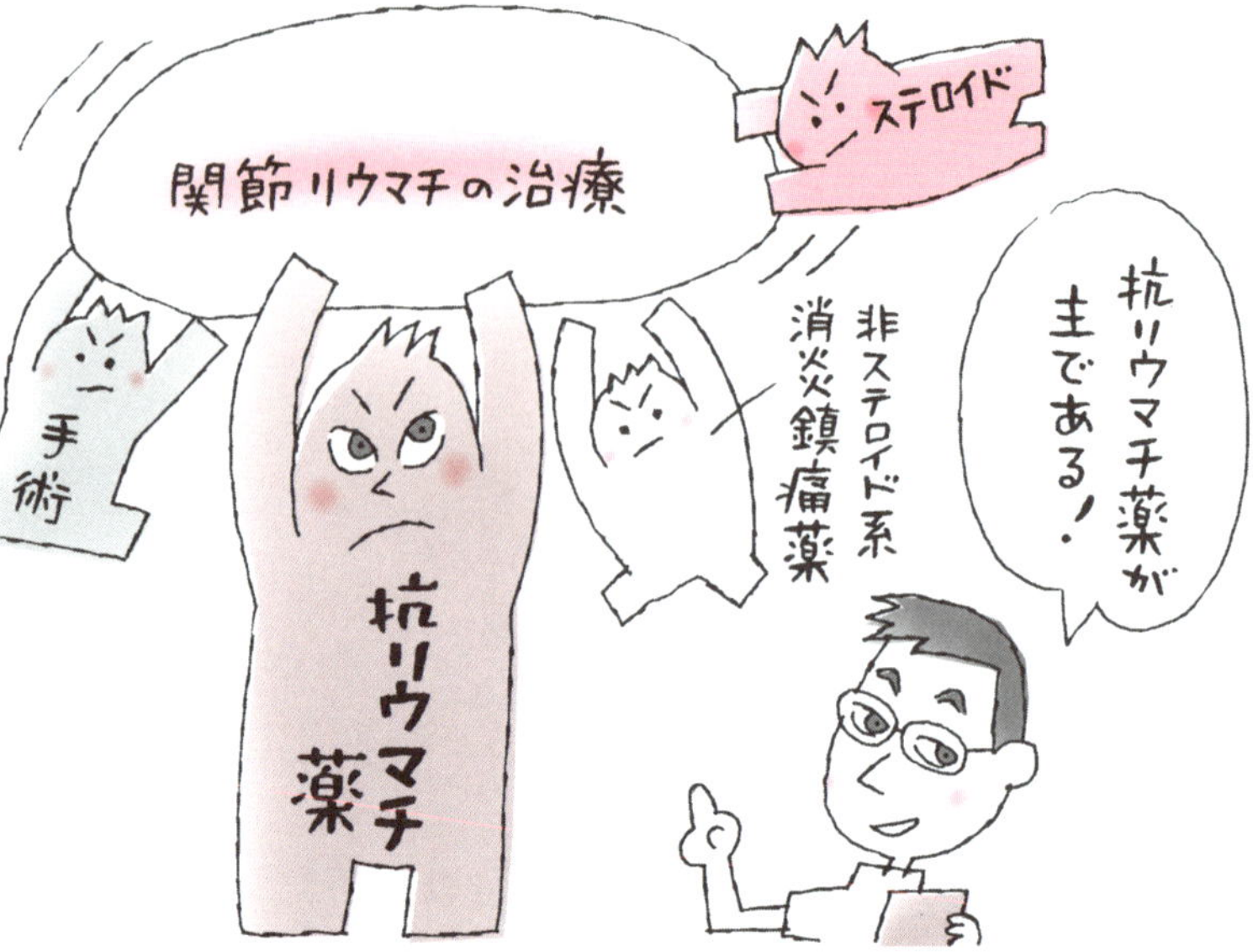

フルノミド（アラバ）、タクロリムス（プログラフ）などです。イグラチモド（ケアラム、コルベット）と呼ばれるリウマチ炎症を抑制する薬もあらわれました。

これらの抗リウマチ薬は、関節リウマチを起こしている原因そのものに働きかけるもので、すぐに効果が出るわけではなく、すべての患者さんに効果があるとも限りません。効果があっても、数カ月の単位であらわれてくるために、遅効性抗リウマチ薬とも呼ばれています。

新しい治療薬　生物学的製剤

近年、関節炎で悪さをしているリンパ球やサイトカインの作用をピンポイントで弱める治療法があらわれました。抑えるべきリンパ球は、Ｔリンパ球とＢリンパ球です。抑えるべきサイトカインには、腫瘍壊死因子（ＴＮＦ）α、インターロイキン（ＩＬ）－6などがあります。これらを抑える薬剤は、人やその他の生物に由来するものを原料または材料として作られる注射薬で、生物学的製剤と呼ばれます。インフリキシマブ（レミケード）、エタネルセプト（エンブレル）、アダリムマブ（ヒュミラ）、ゴリムマブ（シンポニー）、セルトリズマブ・ペゴル（シムジア）はＴＮＦを、トシリズマブ（アクテムラ）はＩＬ－６を、アバタセプト（オレンシア）はＴリンパ球を抑えます。これらの薬は、基本薬であるメトトレキサートが効かない患者さんでも有効なことが多く、従来の薬では改善できなかったような関節リウマチ患者さんも良くすることができるようになりました。なお、これら生物学的製剤と似た作用を発揮する飲み薬も開発されました。トファシチニブ（ゼルヤンツ）です。現在、安全性を確かめる試験を行いながら使われています。

最近は、これらの抗リウマチ薬を発症早期からはじめて、骨や関節が壊れはじめる前に関節炎を抑えてしまうことが勧められています。ただし、関節リウマチを根治させる治療法は今のところないので、長い期間の治療が必要となります。

個人差があり、時間がかかる抗リウマチ薬

抗リウマチ薬は、すぐに効果が出るとは限らず、効いても少しずつ炎症が引いていくのでそれまでの間痛みをとる薬が必要です。これが、非ステロイド系消炎鎮痛薬です。前述のようにステロイドではないけれども、炎症を消して痛みを鎮める薬の総称です。

消炎とはいうけれど、関節リウマチの関節炎を消すほどの力はありません。したがって、「非ステロイド系消炎鎮痛薬で痛みを和らげながら、抗リウマチ薬の効果を待つ」というのが、関節リウマチの治療法の基本です。抗リウマチ薬が十分効果を上げてくれれば、非ステロイド系消炎鎮痛薬を使用する必要はなくなります。

しかし、抗リウマチ薬は患者さんによって効果が出たり出なかったりすることがあります。ひとつの抗リウマチ薬がある患者さんにとても良く効

いても、他の患者さんには全然効かなかったりします。そのような間に病気が進んでしまったり、または、抗リウマチ薬による治療開始が遅れてしまって、関節の骨や軟骨が壊れてしまうと、いくら炎症がおさまっても、関節がきしんで痛みが残ることがあります。そのような場合には、非ステロイド系消炎鎮痛薬を飲み続けて、痛みを和らげるようにすることもあります。

機能回復は手術やリハビリテーションで

薬による治療では、破壊された関節の働きをよくすることはできません。そのためには、リハビリテーションと手術療法があります。

手術療法は、関節の変形による痛みを取り除き、関節のきしみやぐらつきをなくすことができます。膝関節や股関節などには、人工関節への置き換えが行われます。足関節、頸椎《けいつい》などには関節のぐらつきをとる関節固定術が行われます。

また、変形が軽度の場合には、関節の一部を削り、また、周りの腱《けん》の位置を動かすなどの関節形成術が行われることがあります。また、薬による治療が十分にできなかった時代には、厚くなってしまった滑膜を手術で取り除く滑膜切除術も行われたことがあります。

ステロイドの用い方

必要最低限、短期間が原則

関節リウマチの治療でステロイドを用いるのは、①非ステロイド系消炎鎮痛薬の効果が不十分なとき、②抗リウマチ薬の効果が不十分なとき、③非ステロイド系消炎鎮痛薬や抗リウマチ薬が使えないとき、④関節注射をするときの4つの場合です。やはりできるだけ、少ない量をなるべく短期間、服用するようにします。

①非ステロイド系消炎鎮痛薬の効果が不十分な時

患者さんの痛みをとるために使う非ステロイド系消炎鎮痛薬でも、関節炎が強い場合には、痛みで日常生活が不自由となり、また、仕事、学業、家事など社会的・家庭的に困ってしまうことがあります。このように生活の質レベルが低下してしまう場合には、ステロイドを使って、炎症を和らげて日常生活に支障のないようにします。特に治療開始時など、速やかに炎症がとれて患者さんは楽になります。

量としてはプレドニゾロン換算で１日５～10㎎の少ない量で十分な場合が多く、かつ朝と夕とに分け服用したほうが１日中、効果が出ます。こうして、抗リウマチ薬の効果を待ちます。

もともと、ステロイドは関節リウマチの特効薬としてデビューしましたが、その後、薬を減らせば必ずまた悪くなるし、抗リウマチ薬と違って、骨の破壊をとどめることができないことがわかりました。したがって、抗リウマチ薬の効果が出て

治療効果の時間経過

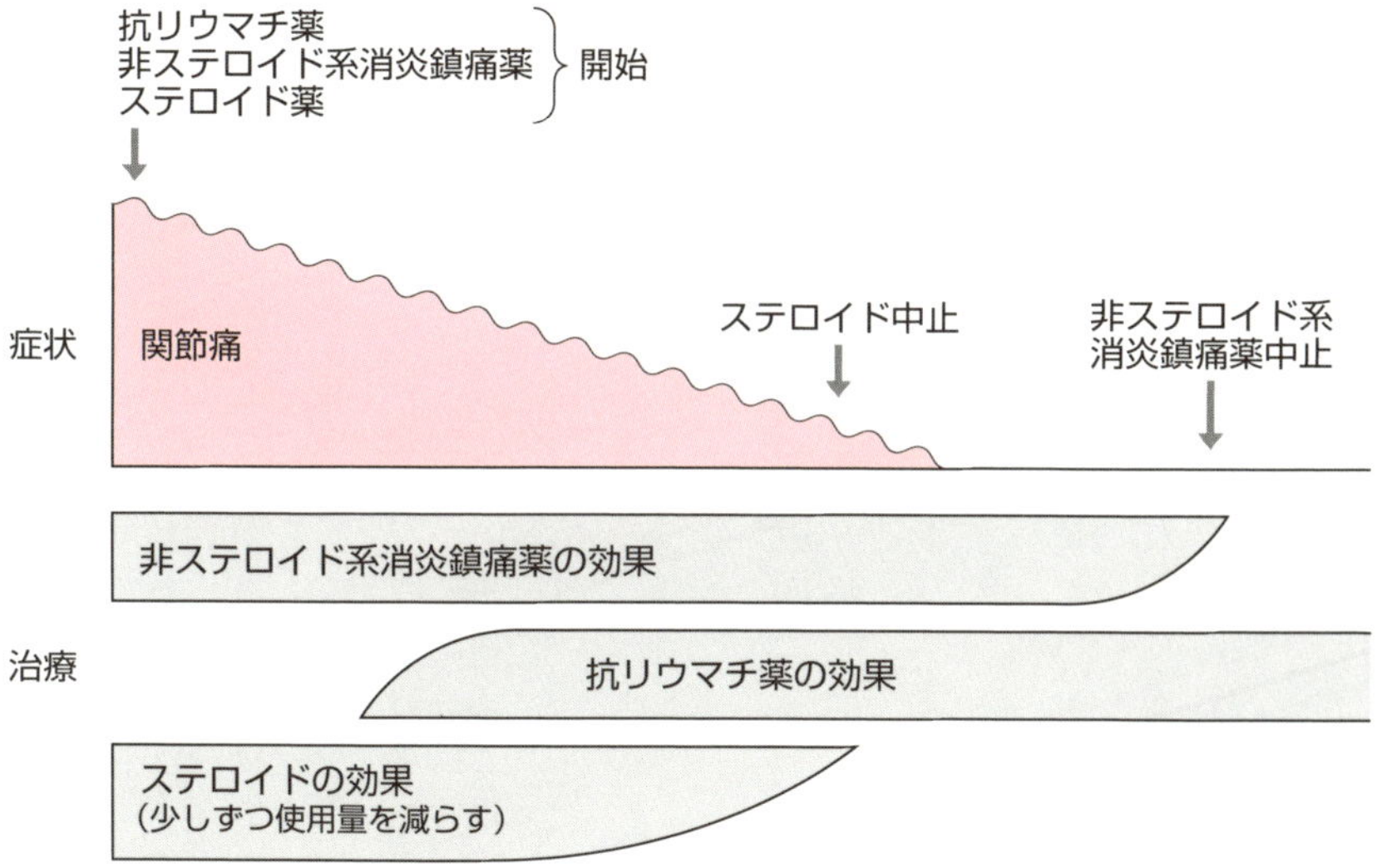

きたら、その役割は終わりです。

そうなったら、ステロイドを減らして、最終的には中止します（前頁図参照）。役割を抗リウマチ薬に「橋渡し」するわけです。この際急に減らすと関節炎がぶり返すことがあるので、ゆっくりと減らします。ただし、減らして関節が再び痛くなっても、1~2週間してから、またおさまってくることもあります。なお、このような減量のときに役立つのが、小さなプレドニゾロン錠である1㎎錠です。

②抗リウマチ薬の効果が不十分な時

悪性関節リウマチと呼ばれる関節リウマチがあります。「悪性」という言葉から、抗リウマチ薬がなかなか効かない関節リウマチと勘違いされている方もいらっしゃいます。「たちが悪い」という言葉からの連想でしょう。でも、正しくは、全身の血管にまで炎症が及んでしまった関節リウマチのことをいいます。

高い熱がでたり、体重が減って、貧血になるばかりでなく、眼、肺、神経、皮膚などに炎症が起きます。このような場合には、抗リウマチ薬だけでは不十分で、中等用量から高用量のステロイドによる治療が必要になります。

生活の質をよくするために、抗リウマチ薬が効果をあらわすまでのつもりでステロイド使用をはじめた患者さんで、抗リウマチ薬の効果が出てきたにもかかわらず、ステロイドを中止できない場合があります。

抗リウマチ薬の効果が不完全で、ステロイドの援助を得て、やっと関節リウマチをよくしている場合です。このような時は、ステロイドを減量すると、関節炎が再燃してしまいます。「橋渡し」の失敗です。ここで、ステロイドを減らすことを断念すれば、ステロイドを長期使用する状態になります。このような場合、さらに別の抗リウマチ薬を使用して、ステロイドの中止を図ることもありますし、あえてその挑戦を避けることもあります。

長い目でみた治療の目的は、薬で患者さんの健康を損なうことなく、かつ、関節が壊れないようにすることです。主治医はそのために、患者さんごとに知恵をしぼることになります。しかし、いずれにしても、抗リウマチ薬が十分に効いていないと、ステロイドを中止できないのは確かです。

③非ステロイド系消炎鎮痛薬や抗リウマチ薬が使えない時

妊婦さんは、非ステロイド系消炎鎮痛薬や抗リウマチ薬を使うと赤ちゃんに悪い影響があるかもしれません。関節リウマチの炎症を抑えることがわかっていて、妊婦さんでも安全に使えるのはステロイドだけです。ステロイドが赤ちゃんの奇形の原因にならないかについては、完全に解明されたわけではありませんが、高用量でなければ問題はないと考えられています。なお、妊娠中は、関節リウマチの病勢がややおさまることが多いので、ステロイドのみで十分なことが多いです。

その他、高齢の方、腎臓や肝臓が悪い方も非ステロイド系消炎鎮痛薬や抗リウマチ薬が使えない場合があり、やはりステロイドのみで治療することがあります。

④関節注射をする時

関節リウマチは全身の病気ですが、痛むのは関節です。そこで、まだ抗リウマチ薬の効果があらわれず、少数の関節に炎症が残っているようなときには、その関節内へステロイドを注射すると一時的に炎症がおさまって痛みが楽になります。

関節は外部に薬が漏れにくいので、関節にプレドニゾロン50㎎を注入して痛みをとっても、体全体への影響は10㎎程度を服用したのと同じであるという利点があります。関節注射によく使用されるのはケナコルトです。このステロイドは、他のステロイドより水に溶けにくく、そのため注射部位に長くとどまって、徐々に効くという特徴があります。しかし、ステロイドの関節注射を繰り返すと軟骨や骨が壊れてしまうことがあります。そのため、1カ月以上間隔をあけ、しかも年4回以内に抑えるのが望ましいとされています。

Q リウマチでステロイドを使っている。重症なのか?

A 必ずしもそうではないが、悪性には必須

そうとは限りません。

関節リウマチをステロイドで治すことができないことがわかってから、ステロイドを用いることが減っています。それでも、ステロイドは、抗リウマチ薬が効果をあらわすまでの間、炎症を抑え込むために使われることがあります。したがって、たとえば、仕事をリタイアされた悠々自適の方と、現役ピアニストでは同じ重症度の関節リウマチでもステロイドの必要性が異なります。ピアニストの場合は、公演前だったら、炎症が軽度でもステロイドで何とか抑えつけなくてはならないかもしれません。

つまり、ステロイドは軽症には用いられることは少ないものの、使っているからといって必ずしも重症とは限らないのです。ただし、血管炎を合併してしまった悪性関節リウマチへの使用は必須です。そのような方は、重症といえるかもしれません。実際に厚生労働省の難病に指定されています。

Q バイオシミラーって何?

A 特許切れした生物学的製剤の後続品

新しく売り出された生物学的製剤の特許が切れたときに、その先行品のメーカーとは異なるメーカーが、先行品とは異なる方法で同じものを作ったのがバイオシミラーです。似ている(シミラー)生物学的製剤(バイオ)というわけです。い

わゆるジェネリック医薬品は構造も作り方も単純なため、異なるメーカーが作っても簡単に同じものができます。しかし、生物学的製剤は作り方が複雑なために「似ている」のが限度です。

従って、ジェネリック医薬品とは違って、発売前に小さな規模でも臨床試験をしなくてはならず、先行品より安価ですが、激安にはなりません。現在、日本ではインフリキシマブのバイオシミラーが発売されています。今後、増えていくものと思われます。

Q　安静と運動、どちらがいいの？

A　炎症や痛みがおさまったら関節を動かす

関節リウマチの状態によります。炎症の強いとき、すなわち、痛い関節が熱く腫れているときには、その関節を安静にすることが大切です。炎症が強いときには、体のほうも発熱し、だるくなることがしばしばです。そのようなときには、無理をせず体も休ませるべきです。そうは言っても、多くの患者さんは、大切な家族をあずかる主婦ですので、休んでばかりいられません。せめて、家事の合間に休息を取ることを心がけてください。

いったん、関節リウマチの炎症がおさまりはじめ、関節の痛みも楽になってきたら、関節を動かすことを心がけてください。関節は動かさないと動きが悪くなりますし、関節の周りの筋肉が衰えると関節に余計な力がかかって、痛みの原因にもなります。

Q　日常生活の注意は？

A　便利な装具など活用し、無理をしない

関節は、低気圧が近づいてきたとき、寒いときに痛みが増すことがあります。低気圧はどうしようもありませんが、寒さには、防寒具などで備え、夏もエアコンの風が直接当たらないようにするなどの工夫も必要です。

また、一度、炎症によって壊れてしまった関節は、その後、炎症を抑えることができても、やはり壊れたままです。そのために、無理な力が加わると、その力で関節の変形が進みかねません。火事となって消火した家でも、大事なところが焼け落ちていると、ふだんは耐えられる程度の風で崩壊してしまうようなものです。ですから、関節に無理な力が加わらないように努めるべきでしょう。缶ジュースのふた開け、重いものの持ち運びなど、無理な力が痛んだ関節にかかってしまう危険はどこにでもあります。注意を心がけ、便利な装具などを活用するのが良いと思います。

Q 軽い副作用は我慢するしかないの？

A 投薬で対処できる場合もある

ステロイドには、ステロイドを減らすべき副作用と、続けて良い副作用があることは説明いたしました。食欲が出過ぎてしまう、などという副作用には、食生活での工夫や我慢が必要です。続けても良い副作用の場合にも、その副作用を軽くするための投薬で対処できる場合もあります。

しかし、ステロイドを減らすべき副作用が出たら、減らさなくてはなりません。ひと口に副作用と言っても、内容は千差万別です。別の薬で対処できることもあります。気になる事があったら、ためらいなく受け持ちの先生に伝えるのが良いでしょう。

全身性エリテマトーデス（SLE）

どんな病気か

患者の9割は10代から60代の女性

エリテマトーデスというのは、ループス・エリテマトーデスの略した言葉で、日本語では紅斑性《こうはんせい》狼瘡《ろうそう》、すなわち、オオカミに咬まれた痕《あと》のような赤い皮疹のことです。これに全身性がつくと、皮膚だけの病気ではなく、全身の内臓がおかされることを示します。

症状は、皮膚症状の他に、内臓の炎症からくる症状をきたします。

わが国には、少なくとも6万人程度の患者さんがいると考えられています。膠原病の中では、関節リウマチに次いで多い病気です。

患者さんは、10代から60代の女性が9割を占めます。子どもを産むことができる年齢に多く、子どもや閉経期以降では、男女とも同程度に発症します。

病気の原因は、他の膠原病と同じように自己免疫であること以外よくわかっていません。しかし、コーカサス系（白人）よりも、アメリカインディアンやアフリカ系に多く、かつ重症になりやすいことから、遺伝的なものが関係することは間違いありません。しかし、遺伝子が全く同じである一卵性双生児でもふたりとも発症する確率は、約3割しかありません。大部分は遺伝的なもの以外で決まっていることになります。また、子どもを産むことができる女性に多いことや、出産後の産褥期に発症したり、悪化することが多いことから、女性ホルモンが関与していると推定されています。

なお、妊娠以外に、海水浴、日光浴、スキーなどで紫外線を浴びることも誘因になります。

全身性エリテマトーデスの患者さんは、自らの細胞に結合する抗体を持っています。特に、細胞の核を形作るタンパク質に対する抗体を持っていて、抗核抗体と呼ばれます。中でも、遺伝子そのものである二本鎖デオキシリボ核酸（ＤＮＡ）に対する抗体はこの病気に特徴的です。体には、二本鎖ＤＮＡは大量にありますから、この抗体と結合して、免疫複合体と呼ばれるかたまりを作ります。全身性エリテマトーデスでは、この免疫複合体が皮膚、血管、腎臓、関節などに付いてしまって、炎症を起こします。ただし、それ以外にもさまざまな自己免疫が起きて、全身性エリテマトーデスの症状ができ上がっています。

よくみられる症状としては、発熱、倦怠感、疲れやすさなどの全身症状と皮膚の症状があります。皮膚では、頬にできる赤い発疹が特徴的です。少し盛り上がった感じがあり、鼻柱を乗り越えて左右でつながります。眼や口の周りにはできず、蝶が羽を拡げて顔にとまっているようにみえるため、蝶形紅斑《ちょうけいこうはん》と呼ばれます。

また、一つひとつが円いディスク状のディスコイド疹も患者さんの顔、耳、首の周りなどによくでます。手指や足指の先端に、しもやけのように赤い発疹がでることもあります。しかし、しもやけとは違って寒さにさらされていないところにもでますし、よくみると、先端ばかりではなく根もとに近いところにも皮疹《ひしん》がみられることがあります。

また、海水浴やスキーなどで強い紫外線を浴びると、浴びたところがひどく日焼けして、水ぶくれになり、熱が出ます。日光過敏症と呼ばれる症状で、これをきっかけに全身性エリテマトーデスが発症したり、悪化することもあります。

頭では、毛が抜けやすくなることがあります。起床時に、抜け毛がたくさん枕もとに残っていたら要注意です。また、部分的に毛が抜けてしまう円形脱毛症を起こすこともあります。

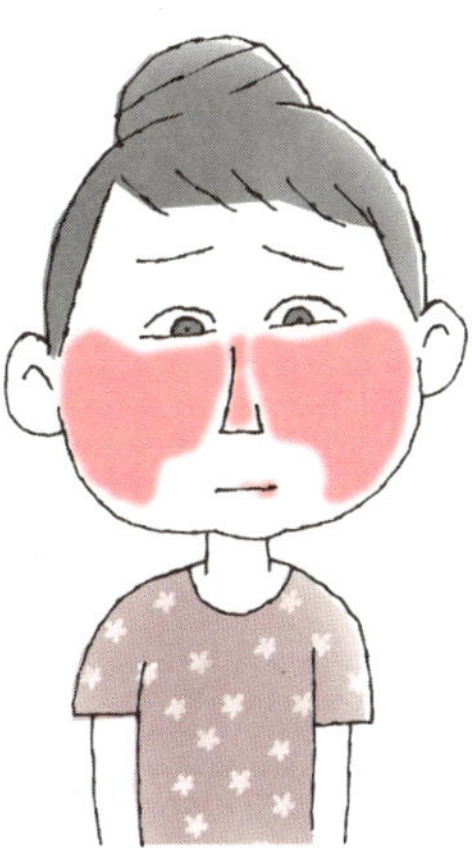
蝶形紅斑
蝶が羽を拡げて顔にとまっているようにみえる

口の中には、頬の裏側や天井側に潰瘍があらわれることがあります。後述のベーチェット病と異なり、痛みがないのが普通です。

関節炎は、肘や膝などの大きな関節にでやすく、関節リウマチのように関節の骨が壊れてしまうことはなく、変形は残りません。ただし、関節を支えている腱などが炎症で弱くなって関節がぐらぐらと変形してしまうことはあります。

炎症が肺、心臓、血管などに及ぶことも

内臓に症状が及ぶ場合、患者さんによっておかされる内臓が異なります。

脳がおかされると、躁うつ病や統合失調症などのような症状やけいれん発作を起こします。

肺や心臓、それを囲む胸膜や心膜に炎症が起きると、胸の痛み、動悸、息切れなどの症状を起こします。

腎臓がおかされると、身体に保持すべきタンパクがどんどんと尿中に失われて、むくみを生じます。さらに腎臓の働きが悪くなると体に老廃物がたまる腎不全になります。

血液では、白血球、中でもリンパ球が減ったり、血小板が減って出血しやすくなったりします。

神経がおかされれば、しびれや麻痺が生じます。

血管では、手指などの血管が一時的に収縮して血行が悪くなり、皮膚の色が白から紫、紫から赤に変わるレイノー現象が起きることがあります。

血管に炎症が起きると血管が詰まって、脳梗塞、心筋梗塞、腸梗塞などの重い病態を起こします。

なお、抗リン脂質抗体症候群と呼ばれる病気を

合併することも多く、あちこちの血管が詰まったり自然流産を繰り返します。

どんな治療をするか

ステロイドの出現で治療は飛躍的に進歩

全身性エリテマトーデスの治療の基本はステロイドを経口投与することです。この病気の治療は、ステロイドが使われなかった1950年代に比べ、飛躍的に進歩しました。ステロイド使用によって、5年以上生き延びる人が50%程度だったものが、90%以上にまで改善したのです。

発熱や関節炎、胸膜・心膜の炎症など軽度の症状の場合には、ステロイドを使わずに非ステロイド系消炎鎮痛薬だけで治療できることもあります。

多くの免疫抑制薬が効果を発揮

また、皮膚症状が主な場合には、ステロイドやタクロリムスなどの免疫抑制薬を皮膚に塗ることで改善することもあります。最近は、皮膚症状にヒドロキシクロロキン（プラケニル）が認可されました。欧米では、殆どの患者さんが服用しているとされる基本薬です。

これらでも症状の軽快が得られない場合、内臓の障害による症状がでている場合には、ステロイドが使用されます。なお、病型によって、ステロイドの効きやすいもの、効きにくいものがあります。効きにくい場合には、シクロホスファミド、ミコフェノール酸モフェチル、タクロリムス、アザチオプリン、ミゾリビン（ブレディニン）などの免疫抑制薬が使用されます。最近は抗体を作るBリンパ球を助けるTリンパ球を働かないようにするアバタセプトが臨床試験で用いられています。これらの免疫抑制薬が使用されるようになって、病気のコントロールはさらに良好になりました。

血漿交換は、血液中にある自己抗体を取り除いてしまおうという治療で、ステロイドや免疫抑制薬の効果が不十分なときや、これらが使いにくいときに試みられることがあります。病気の進行により、腎臓の機能が落ちてしまった場合には、血液透析が行われます。

ステロイドの用い方

はじめに必要量をしっかり、徐々に減量

前述のように皮膚症状には、ステロイド軟膏が使われます。

関節炎で非ステロイド性消炎鎮痛薬の効果がない場合に、経口のステロイドが使われますが、関節リウマチと同じように、低用量ですむ場合がほとんどです。発熱や心膜や胸膜の炎症も非ステロイド性消炎鎮痛薬が試されますが、たいてい、中等用量のステロイドが必要になります。

脳や神経の症状が出た場合、タンパクが大量に腎臓から尿にでて、腎臓の機能も悪くなる場合、血液の成分、特に赤血球や血小板が減る場合、肺の中に出血した場合など、重要な内臓に命を脅かす変化が出てきた場合には、高用量のステロイドを使用します。症状の程度がひどければ、パルス療法をすることもあります。

また、病勢が強く、ステロイドだけでは心許ないと思えば、シクロホスファミド、ミコフェノール酸モフェチル、タクロリムスをはじめとする免疫抑制薬を併用します。特に、腎臓がひどくおかされた場合、これらを併用したほうが治療効果が高いことが知られています。

ステロイドの使用法は、他の膠原病と同じで、はじめに必要な量をしっかりと使います。約1カ月の治療後、病勢鎮静化が明らかになったところで、減量を始めます。全身性エリテマトーデスの場合にも、病気に悟られないように徐々に減らすことが重要です。

強皮症（全身性硬化症）

どんな病気か

全身の皮膚や内臓が硬くなる病気

強皮症《きょうひしょう》（全身性硬化症）は、全身の皮膚や内臓が徐々に硬くなっていく病気です。かつては、進行性全身性硬化症と呼ばれましたが、皮膚や内臓が硬くなるスピードは患者さんによってまちまちで、また、皮膚症状だけにとどまる患者さんも多いことから、どんどん悪くなるというニュアンスの進行性という冠はつかなくなりました。

強皮症の患者さんは、わが国に少なくとも6000人いるものと推定されています。他の膠原病と同様に女性に圧倒的に多く発症し、30～50代にピークが認められます。

原因は自己免疫と考えられています。全身性エリテマトーデスと同様に、抗核抗体が多くの患者さんの血液中に認められますが、特徴的な抗体である抗Scl－70抗体が認められるのは約3割の患者さんにすぎません。さらに、この抗体が結合するのは、細胞の中にある分子であり、抗体は細胞の中まで入り込まないので、病気の原因とは考えられません。その一方で、皮膚の細胞や血管を形作る細胞の異常が原因だという説もあります。

手指の皮膚から腕、胸へと硬化が進む

症状は、手指の皮膚のはれぼったい感じにはじまります。指輪の通りが悪くなったことで気がつくこともあります。指を曲げにくくなるので、こわばった感じがします。その後、手背、前腕、上腕、前胸部へと身体の中心部分にむかって皮膚の硬化が進み、顔の皮膚も硬くなります。もちろん、

手指だけですんでいる患者さんもあれば、一気に身体にむかう患者さんもいます。皮膚の硬化とともに、毛細血管が拡がって皮膚が赤くなったり、浅黒くなったり、逆に色素が抜ける部分ができたりします。皮膚の下に石灰化が起きることもあります。

顔では全体に皺が少なくなります。口は小さくなり、口を囲むように皺ができます。さらにひどくなると表情を作りにくくなり、仮面様顔貌と呼ばれる顔になります。

指先は、先端が短くなり、少しへこんだ傷あとが生じたり、一部で皮膚がなくなって潰瘍になります。全身性エリテマトーデスと同じように、一時的に、手指などの皮膚の色が変わるレイノー現象が起きることもあります。

肺では肺線維症、食道では逆流性食道炎

強皮症の内臓病変で命にかかわるものは、肺障害、心障害、腎障害です。肺には、炎症が起きて硬くなることがあります。細菌などによる肺炎と区別して間質性肺炎と呼び、硬くなった状態は肺線維症と呼びます。はじめのうちは無症状で、聴診やレントゲン・ＣＴ検査でわかる程度ですが、ひどくなると空咳や息苦しさが生じます。

強皮症で心臓がおかされることは比較的まれです。しかし、心臓の一部が硬くなると、不整脈が起こります。また、肺線維症の患者さんでは、心臓に負担がかかりすぎて、弱ってしまうこともあります。

腎障害は比較的まれです。腎臓の血管に血液が通りにくくなるために起こり、その結果、高血圧になります。急激な血圧上昇とともに、頭痛、吐き気が生じます。腎クリーゼと呼ばれる危険な状態です。

食道が硬くなると、運動が悪くなり胃酸が食道に逆流して、逆流性食道炎をきたします。症状は、胸焼け、つかえ、逆流感などです。腸が硬くなると、食べ物を動かすことができなくなり、お腹が

はって、便秘になります。

他の膠原病でも起きる関節炎や筋肉の炎症、胸膜や心膜の炎症も起きることがあります。

どんな治療をするか

症状にあう薬を組み合わせるのが基本

強皮症によく効く薬はいまだみつかっていません。しかし、一つひとつの症状を和らげる治療法は徐々に進歩しています。

皮膚硬化が急速に進む場合には、ステロイドの効果が認められます。かつては、d－ペニシラミンという薬が有効と思われてきましたが、どうも効果はないようです。指先などに潰瘍ができた場合には、ベラプロストナトリウム（プロサイリン、ドルナー）などの血管を拡げつつ、血のかたまりを作る血小板の働きを抑える薬を使用します。

間質性肺炎が急に進む場合にも、ステロイドを用います。これに、免疫抑制薬であるシクロホスファミドやタクロリムスを加えたほうが良い場合もあります。

肺が悪くなって、肺へ血液を送る肺動脈の圧力が高くなる肺高血圧では、心臓が疲弊してきます。肺の血圧を低くするために、エンドセリン受容体拮抗薬のボセンタン（トラクリア）やその類似薬、勃起障害の治療で有名になったシルデナフィル（レバチオ）やその類似薬、高血圧に使うカルシウム拮抗薬などが使用されます。カルシウム拮抗薬は、指の動脈なども拡げうるので、レイノー現象の治療にも使われます。

高血圧になる腎クリーゼでは、アンギオテンシン変換酵素阻害薬のカプトプリル（カプトリル）やその類似薬が有効です。

このように、症状にあわせて治療法を組み合わせるのが強皮症の治療です。

ステロイドの用い方

皮膚硬化が急に進む時期は、ステロイドが症状を改善

皮膚の症状が、数カ月から1年以内に急速に進む場合にステロイドの効果が認められます。発症から6年以内の患者さんに効く例はありますが、長く経ってしまってからではあまり効果がありません。皮膚は、いかにも炎症があってむくんでいるような場合に効果があり、ステロイドの中等用量が使われます。この量を1カ月程度続けて効果を確認し、その後、他の膠原病と同じようにゆっくりと減らしていき、プレドニゾロン換算で1日5㎎程度の維持量とします。

プレドニゾロンを減量するといったんよくなった皮膚硬化が再び進んでしまうことがあります。このような場合には、シクロスポリン、タクロリムス、シクロホスファミドなどの免疫抑制薬を一緒に使うことがあります。

なお、欧米では、ステロイドの使用は、腎クリーゼの頻度を増すとされていますが、わが国では明らかではありません。

間質性肺炎が急速に進む場合には、高用量ステロイド療法を行います。進行が抑えきれないときにはパルス療法をすることもあります。また、シクロスポリン、タクロリムス、シクロホスファミドなどの免疫抑制薬は、早いうちから同時に使うことを考えます。

筋炎、胸膜炎・心膜炎、関節炎には中等用量以下のステロイドが使用されることがあります。しかし、最小限の治療量となるように、少しずつ減らして中止することを目標とします。

混合性結合組織病（MCTD）

どんな病気か

多彩な症状が混じってあらわれる

混合性結合組織病（Mixed Connective Tissue Disease：MCTDと略します）は、1972年に米国のシャープらによって提唱された病気で、全身性エリテマトーデス、強皮症、多発性筋炎の症状が混じっていて、かつ患者さんの血液中に抗U1－RNP抗体と呼ばれる自己抗体が高い濃度で存在するという病気です。

皮肉なことに、米国では、強皮症の一種に過ぎないという考えが主流となっています。治療によって、全身性エリテマトーデス、多発性筋炎のような症状は消えてしまい、強皮症のような症状だけが残るからです。しかし、わが国では厚生労働省が指定難病としていることもあり、混合性結合組織病の診断名は広く用いられています。

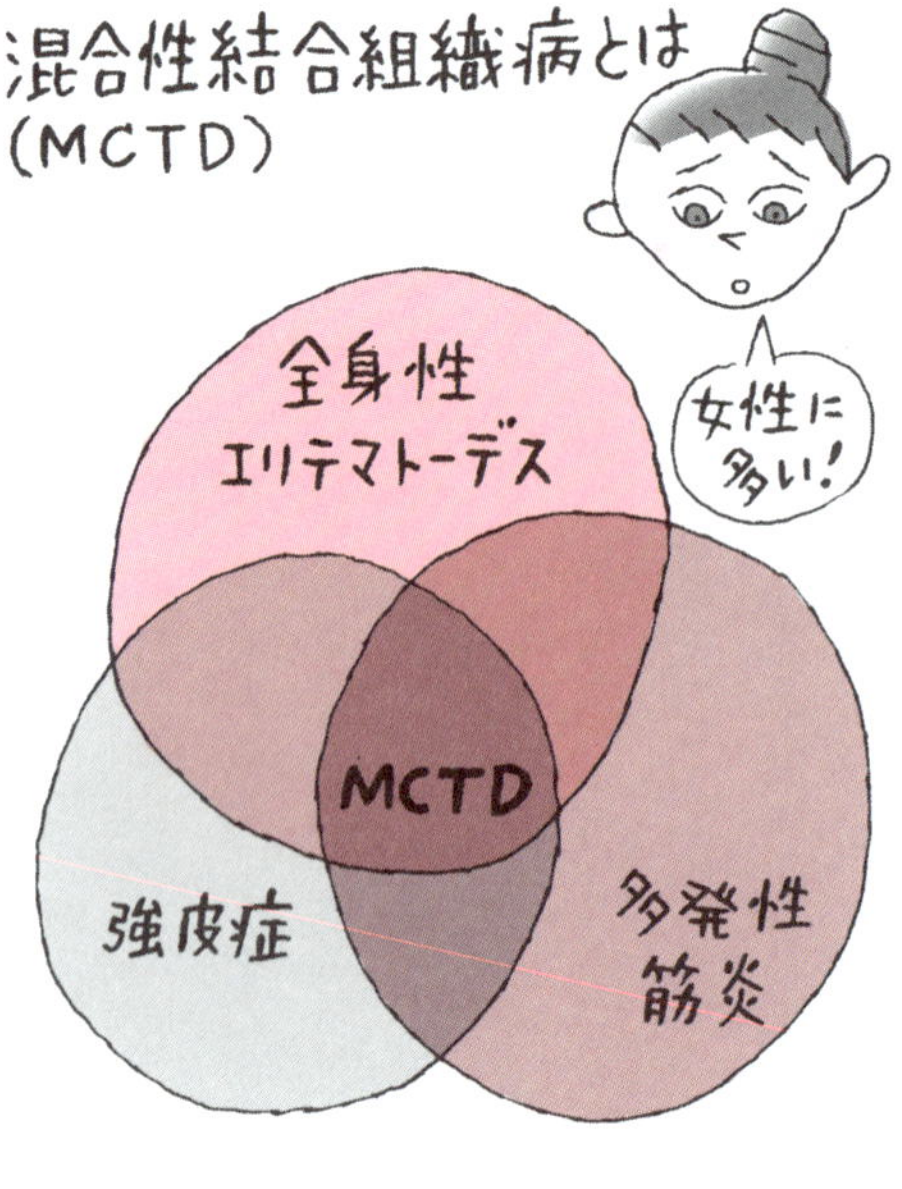

わが国には、約7000人を上回る患者さんがいると考えられています。やはり、女性に多く、

30～40歳代に多く発症します。

原因は、自己免疫であること以外は不明ですが、前述のように、患者さんが皆、血液中に抗Ｕ１－ＲＮＰ抗体と呼ばれる自己抗体を持っていることが病因解明の鍵かもしれません。しかし、Ｕ１－ＲＮＰ自体は、細胞が生きるうえで必須の材料であり、すべての細胞が持っています。したがって、混合性結合組織病を、Ｕ１－ＲＮＰが攻撃にさらされて働けなくなっている状態として理解することは無理があります。これは、強皮症の場合と同じです。

レイノー現象と手指の腫れが特徴

この病気では、全身性エリテマトーデスや強皮症でも認められたレイノー現象がほとんどの患者さんに認められます。レイノー現象は、寒冷や精神的緊張などの刺激が引き金となって起こります。

まず、指の血管が縮こまり、血流が途絶え気味になるので、皮膚は真っ白になります。次いで、血流が元に戻るにつれて、紫色のチアノーゼとなり、反応して血管が拡がって起きる紅潮を経て、数分から数十分で正常の色調に戻ります。

また、患者さんの手背から手指にかけては、ソーセージのように腫れぼったくなります。これらふたつの症状は、混合性結合組織病に特徴的な症状と考えられていて、どちらもなければ、混合性結合組織病と診断されることはありません。

その他、全身性エリテマトーデス、強皮症、多発性筋炎のような症状があらわれます。

全身性エリテマトーデスのような症状として発熱、顔面紅斑、リンパ節腫脹、多発関節炎、胸膜炎・心膜炎が認められます。関節の症状は特に多いようです。腎臓がおかされるとタンパク尿や血尿が出ますが、全身性エリテマトーデスとは違って、大量のタンパク尿が出たり、腎臓の機能が悪化することは少ないとされています。

強皮症のような症状として手指に限られた皮膚の硬化、間質性肺炎・肺線維症、食道硬化による症状が認められます。皮膚硬化が手指を越えて身体の近くにまで達することはまれです。

多発性筋炎のような症状としては、腕や太ももの筋肉の筋力低下や筋肉痛を認めることがあります。疲れやすい、しゃがみ立ちができない、階段の昇降ができない、髪の毛をとかせない、重い荷物を持ち上げられない、などの症状があらわれます。しかし，全く立てなくなったり、寝たきりになったりするほどの重い症状はまれです。

その他、混合性結合組織病の患者さんでは、肺動脈の血圧が高くなりすぎる肺高血圧症が一割弱の患者さんに起こることが知られています。症状として動悸、労作時息切れ、胸痛などがあります。

さらに、三叉《さんさ》神経痛が起きやすいことも知られています。三叉神経は、顔の神経ですので、顔がピリピリとします。

どんな治療をするか

ステロイドだけでなく、いくつかの薬を上手に使う

当初、混合性結合組織病はステロイドがよく効く疾患であるとされていました。しかし、今では、基本的には、他の膠原病と同じように、ステロイドや症状を和らげる薬などを上手に使いながら治療すべきと考えられています。

最も多い症状であるレイノー現象には、寒冷を避け、血管を収縮させる喫煙の習慣があればやめます。血管を拡げるためには、カルシウム拮抗薬やプロスタサイクリン系列などの薬を使用します。

全身性エリテマトーデスのような症状に対しては、全身性エリテマトーデスに準じた治療を行います。強皮症、多発性筋炎のような症状に対しても同様です。

肺高血圧の治療は、強皮症に伴って起きた場合と同じですが、やはり決め手はなく、難しい治療

であるのが現状です。

ステロイドの用い方

十分からはじめて徐々に減量する

ステロイドの使い方も、全身性エリテマトーデス、強皮症、多発性筋炎と変わりありません。

多発性筋炎のような症状に関しては、原則的には、高用量のステロイドを使います。症状改善が確実になったら、徐々に減量して維持量にすることも、ステロイドで効果が不十分だったり、減量ができない場合に免疫抑制薬の力を借りるのも他の膠原病と同様です。

結節性多発動脈炎

どんな病気か

男性に多く、動脈の壁にこぶができる病気

動脈は体中にあり、血液を通して内臓や皮膚などに栄養や酸素を送っています。動脈をその大きさや構造から大まかに分けると、大型、中型、小型、毛細血管に分類されます。結節性多発動脈炎は、中型血管の動脈の壁に炎症が起きて、こぶ（結節）状に腫れ上がる病気です。腫れるとともに、動脈内を血液が通りにくくなってしまうので、内臓や皮膚がおかされます。おかされる部位は、脳、神経、肺、心臓、腎臓、腸などです。

あまり多い病気ではなく、わが国の患者数は1000人もいないのではないかと推定されています。膠原病には珍しく、男性に多く、発症が多いのは、40〜60歳代です。

原因は、自己免疫と考えられますが、やはり詳細は不明です。ウイルス性肝炎の患者さんに発症することがあるので、この場合は、ウイルスへの防御反応が引き金になっていると想定されています。

症状は38度以上の高熱、体重減少、貧血など

症状としては、高熱が主で、38度以上になることがしばしばです。消耗するために体重も減り、貧血気味になります。他の膠原病と同様に関節の痛みも伴うことが多く、皮膚の血液の流れが悪くなって、皮疹や潰瘍ができます。

脳では、脳出血や脳梗塞で意識がなくなったり、麻痺やしびれがでます。神経がおかされると皮膚の感覚が失われたり、しびれが生じます。肺がお

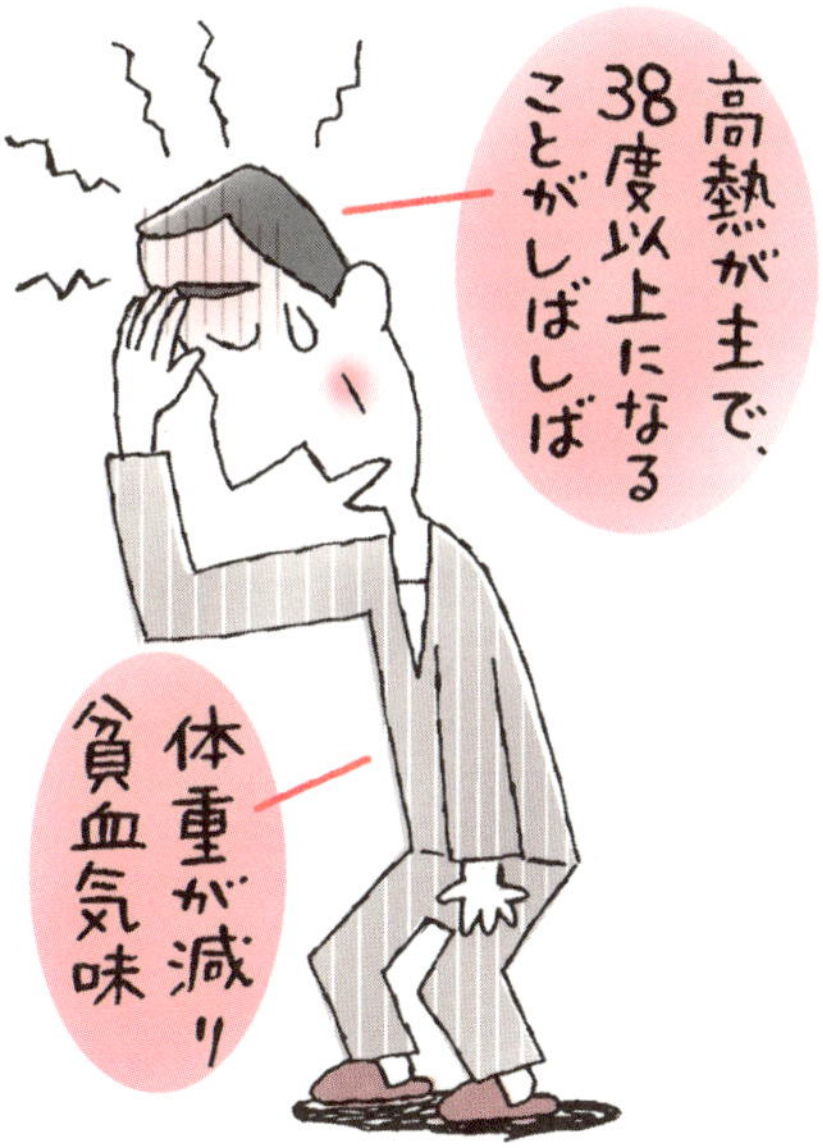
高熱が主で、
38度以上になる
ことがしばしば
体重が減り
貧血気味

かされると、咳、息切れ、貧血、血痰などがみられます。

腎臓では、タンパク尿や血尿が出て、次第に老廃物を出す機能が悪くなってしまいます。腸の血管がおかされると腹痛や血便が出ます。腎臓へ血液を送る動脈の流れが悪くなると、血圧が高くなってしまいます。他には、筋肉の痛みをきたすこともあります。

この病気の診断をつけるのは、容易ではありません。血管がこぶ状におかされていることを確認する必要があります。皮膚や腎臓の一部を取って顕微鏡で調べる検査や血管に造影剤を入れて、診断します。痛みを伴う検査ですが、正しい診断にはとても重要です。

なお、この病気よりも小さな血管に炎症をきたすものに、顕微鏡的多発血管炎があります。好中球という白血球が細胞の中に持つ酵素に対する自己抗体ができるのが特徴的です。症状は、結節性多発動脈炎と似ていますが、肺や腎臓の症状はより多く生じます。

どんな治療をするか

重症例では、早めに強力な免疫抑制薬を使う

あちこちの重要な内臓がおかされる病気ですので、なるべく早く治療を開始しないと、命にかかわります。軽症例ではステロイドのみの治療が行われますが、重症例には、ステロイドに加えて最強力な免疫抑制薬であるシクロホスファミドの使用を、点滴ないし経口で開始します。

この治療法が完成するまでは5年以内に8割の患者さんが亡くなっていましたが、今は、2割以下です。病勢が落ち着いてから半年から1年が経過したら、シクロホスファミドより効果が弱いけれど副作用も少ないアザチオプリンに変更することを考慮します。脳出血や脳梗塞には、これらの病気に対する通常の治療を行います。腎臓の機能が悪くなり老廃物が一定以上にたまってしまったら、血液透析をします。

病気の勢いがおさまっても、いったん血液が通りにくくなった血管は元にはもどりにくいため、血管を拡げる薬を飲み続けなくてはならないこともあります。また、傷ついた神経も元にもどらない場合が多く、リハビリテーションが必要になることもあります。

ステロイドの用い方

軽症ではステロイドだけで治療

ステロイドだけで治療するような軽症例は、発熱と貧血に加えて、皮膚の症状やせいぜい関節炎がある程度の患者さんです。使うステロイドは中等用量から高用量で、およそ1カ月は使用します。病勢がおさまるのが明らかとなったところで、減量を始めます。

病勢がおさまらない場合や減量で症状が再び悪くなってしまう場合には、重症例に準じて免疫抑制薬を併用します。

内臓がおかされているような重症例では、高用量のステロイドを使用します。時には、パルス療法を行います。重症では、ステロイドの有効、無効にかかわらず、シクロホスファミドも併用するのが基本です。

シェーグレン症候群

どんな病気か

涙腺と唾液腺に自己免疫が強くあらわれる

シェーグレン症候群はスウェーデンの眼科医シェーグレンの名前にちなんでいます。彼がはじめて論文でこの病気を発表したからです。この病気では、自己免疫が主に涙腺と唾液腺にむけられて、これらの組織が破壊されてしまいます。しかし、それ以外の内臓をおかすこともあるので、やはり、全身の病気と考えるべきです。

この病気だけにかかる患者さんもいますし、さまざまな膠原病に合併してかかる患者さんもいます。前者が原発性シェーグレン症候群、後者が二次性シェーグレン症候群です。関節リウマチ患者さんの2割位は、二次性シェーグレン症候群を持っています。

患者さんは、必ずしも病院に通わないので、わが国の患者数はよくわかりません。数万人程度ではないかと推測されます。この疾患も女性に多く、50歳代に発症する患者さんが最も多いのです。

涙腺と唾液腺を中心とした臓器になぜ自己免疫が起きるのかはわかっていません。

症状はドライアイ、ドライマウス、むし歯など

症状は、涙液と唾液が少なくなることによる眼と口の乾燥です。眼が乾燥すると、ごろつき感がでます。かゆみ、痛みなどを感じることもあります。目が疲れやすく、ものがよく見えない、まぶしい、目やにがたまりやすいなどの症状が出ることもあります。いわゆるドライアイです。

口の乾燥では、口が渇き、しゃべりにくくなり、

口の中が痛んだり、味がわかりにくくなります。いわゆるドライマウスです。患者さんは当然、水をよく口にするようになります。また、唾液は歯をむし歯から守る働きがあるので、唾液が減ることによってむし歯になりやすくなります。急にむし歯が増えるのもシェーグレン症候群の症状です。炎症を起こしている唾液腺は、急激に腫れて痛むこともあります。

その他の粘液や汗の分泌も悪くなるので、鼻も乾きやすくなって、鼻血が出やすくなったり、皮膚が乾燥したり、膣も乾燥して性交痛を生じたりします。

分泌腺以外では、関節炎が多く認められます。肺、甲状腺、膵臓、肝臓、腎臓などの内臓もおかされることもあり、これらは、腺外症状と呼ばれています。

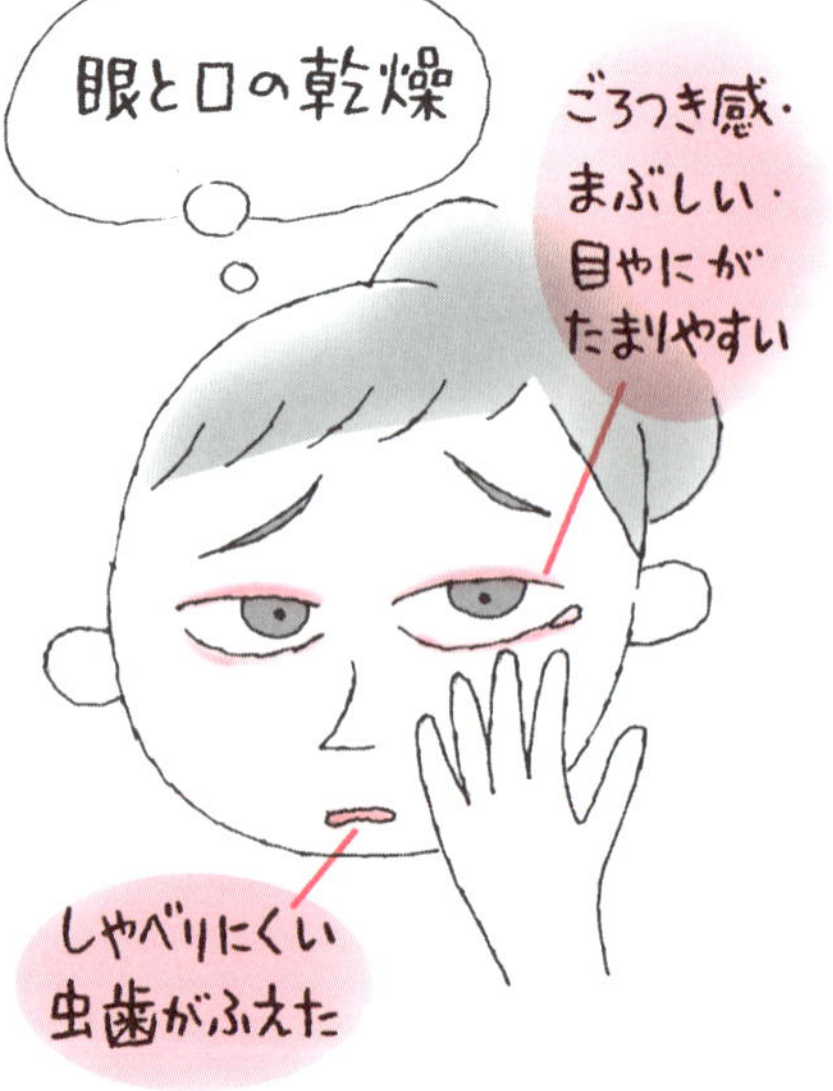
眼と口の乾燥
ごろつき感・
まぶしい・
目やにが
たまりやすい
しゃべりにくい
虫歯がふえた

どんな治療をするか

ステロイドは使わずに対症療法で

シェーグレン症候群は、自己免疫による病気でありながら、乾燥症状にステロイドを使うことはまずありません。眼と口に対する対症療法で症状を和らげることができるからです。もちろん、ステロイドを使用すれば、涙腺や唾液腺での炎症を抑えることはできるはずです。しかし、その効果は一時的ですし、副作用という犠牲を払うことを考えると、ステロイドを使わないほうが得策です。

眼には防腐剤を含まない人工涙液を点眼

眼の乾燥に対しては、人工涙液点眼に効果があります。ただし1日に何回も点眼することになり、かつ眼が乾燥しているので、防腐剤が入っていると眼を傷めることもあります。そのようなことを防ぐために、1回分を小分けにして防腐剤を抜いた点眼もあります（ヒアレイン・ミニ）。

涙がなくなってしまうのを減らす方策としては、涙点という眼の鼻側にある涙の排出口を閉じる方法があります。涙点プラグで一時的につめて、具合がよければ、手術によって涙点をふさいでしまいます。眼鏡にカバーを付けて涙が蒸発してなくなってしまうのを防ぐモイスチャー・エイドと呼ばれる眼鏡もあります。

口の乾燥に対しては、水分をとるのが最も効果的です。ガム、レモン、梅干などで唾液分泌を刺激することもできます。

経口薬として、セビメリン塩酸塩（エボザック、サリグレン）、ピロカルピン塩酸塩（サラジェン）が使われることがあります。唾液腺を収縮させて、唾液を絞り出すものです。涙腺にも効果があります。その他にブロムヘキシン（ビソルボン）、漢方薬麦門冬湯《バクモンドウトウ》なども用いられますが、あまり効果は高くありません。

唾液腺が腫れた場合には、非ステロイド系消炎鎮痛薬で経過をみるうちに自然軽快するのが普通です。人工唾液としてサリベートがあります。不快な味を訴える患者さんも多いですが、冷やしておくと和らぐようです。

ステロイドの用い方

他臓器、神経の炎症にはステロイドを

涙腺と唾液腺の症状にステロイドを使うことはありません。唾液腺の腫れを繰り返す場合には、やむなく少量のステロイドを一時的に使うこともあります。

腺外症状として、皮疹がある場合には、ステロイドの局所療法が行われます。その他、肺、腎臓、神経などに炎症が及んだ場合には、中等用量から高用量のステロイドが使用されます。

リウマチ性多発筋痛症

どんな病気か

筋肉の痛みが主体で、60歳以上に多い

リウマチ性多発筋痛症は、胴体に近い部分の筋肉の痛みやこわばりをきたす病気です。関節リウマチと名前が似ていますが、こちらは関節ではなく筋肉の痛みが主体です。普通、50歳以上、特に60歳以上の高齢者に起こります。

この病気の原因も不明です。自己免疫かどうかも明らかではありませんが、約2割の患者さんに側頭動脈炎ないし巨細胞性動脈炎という膠原病類縁疾患を合併することが知られています。したがって、自己免疫による炎症があるものと考えられています。

また、筋痛が軽く、関節付近の腱の炎症とその周囲の著明な浮腫をきたす疾患に、ＲＳ３ＰＥ（Remitting Seronegative Symmetrical Synovitis with Pitting Edema）症候群というものがあります。両者の中間的な症状をもつ患者さんもいることから、ＲＳ３ＰＥ症候群はリウマチ性多発筋痛症と類似した病気と考えられています。

症状としては、全身症状として、だるさ、発熱、体重減少などがあり、胴体に近い部分、すなわち肩からの腕、首、臀部から太ももなどの筋肉の痛みやこわばりが生じます。関節の痛みを伴うこともあります。症状は、急にはじまることが多いようです。

どんな治療をするか／ステロイドの用い方

低用量のステロイドがよく効く

リウマチ性多発筋痛症もＲＳ３ＰＥも低用量のステロイドがよく効くのが特徴です。プレドニゾロン換算で20㎎／日使用して改善がなければ、診断を疑うことが勧められているほどです。

側頭動脈炎を合併した場合は、中等用量以上のステロイドが必要となります。側頭動脈炎がなければ、治療開始後１週間以内に症状が改善しはじめることが多く、症状がなくなったら再燃しないように少しずつ減量します。

ステロイドが使えない患者さんや、減量で再燃してしまう患者さんには、メトトレキサートのような抗リウマチ薬を使用することがあります。

ベーチェット病

どんな病気か

口腔粘膜、外陰部、皮膚、眼に症状

トルコのイスタンブール大学の皮膚科医ベーチェットによって報告された病気です。口腔粘膜のアフタ性潰瘍、外陰部潰瘍、皮膚症状、眼症状の4つの症状を主症状とします。

世界の中で患者が多い地域は限られていて、日本、韓国、中国、中近東、地中海沿岸諸国などです。

男女ともにかかりやすさは同じですが、重症化するのは男性が多く、男性失明の重要な原因となっています。発症は20～40歳代に多く認められます。

この病気の原因も不明ですが、白血球が異常に活性化しているために病気が形成されていると考えられています。遺伝的には、ヒト組織適合性抗原であるヒト白血球抗原（ＨＬＡ）Ｂ51をもつ方が発症しやすいことが知られ、ＨＬＡ－Ｂ51そのもの、または、そのそばの遺伝子がベーチェット病にかかりやすくしていると考えられています。

網膜に炎症が起きると失明の危険も

口腔粘膜の再発性アフタは、口唇、頬粘膜、舌、歯肉、口蓋粘膜にできる円形の痛む潰瘍です。この症状は、ほぼすべての患者さんに認められ、しばしば初発症状となります。この症状だけで他の症状を発症しないものは、再発性アフタと呼ばれます。

皮膚症状では、足や腕を中心に赤くて痛む紅斑（結節性紅斑）が生じます。また、にきびのよう

な皮疹《ひしん》（座瘡様皮疹）が顔、頸、胸部などにできます。皮膚が刺激に弱くなるために、かみそりまけしやすくなり、注射や採血で針を刺したあとに、赤み、腫れや膿をつくったりします。診断の目的のために針で傷を付けて同じ反応をみる検査は針反応と呼ばれます。

外陰部では、男性の陰のう、陰茎、亀頭に、女性の大小陰唇、膣粘膜に痛む潰瘍が認められます。眼の症状は、失明の危険がある重大な症状です。瞳に近い部分の炎症は虹彩毛様体炎《こうさいもうようたい》と呼ばれ、炎症によって瞳が引きつれて、瞳が開きっぱなしでまぶしくなったり、瞳の形がおかしくなります。眼球の奥のほうでは網膜に炎症を起こし、これが失明の原因になります。

その他に、しばしば関節炎が認められます。膝、足首、手首、肘、肩などの大きな関節が痛みます。関節リウマチとは異なり関節の変形はきたさないのが普通です。男性では、副睾丸炎を起こすこともあり、睾丸の腫れと痛みを伴います。

血管・腸管・神経がおかされる特殊な例も

これらの他、血管、消化管、脳や神経にも病変が及ぶ場合があります。いわゆる特殊型ベーチェット病で、これも男性に多いことが知られています。

血管は動脈、静脈ともにおかされますが、静脈が詰まることが最も多く、上大静脈、下大静脈、

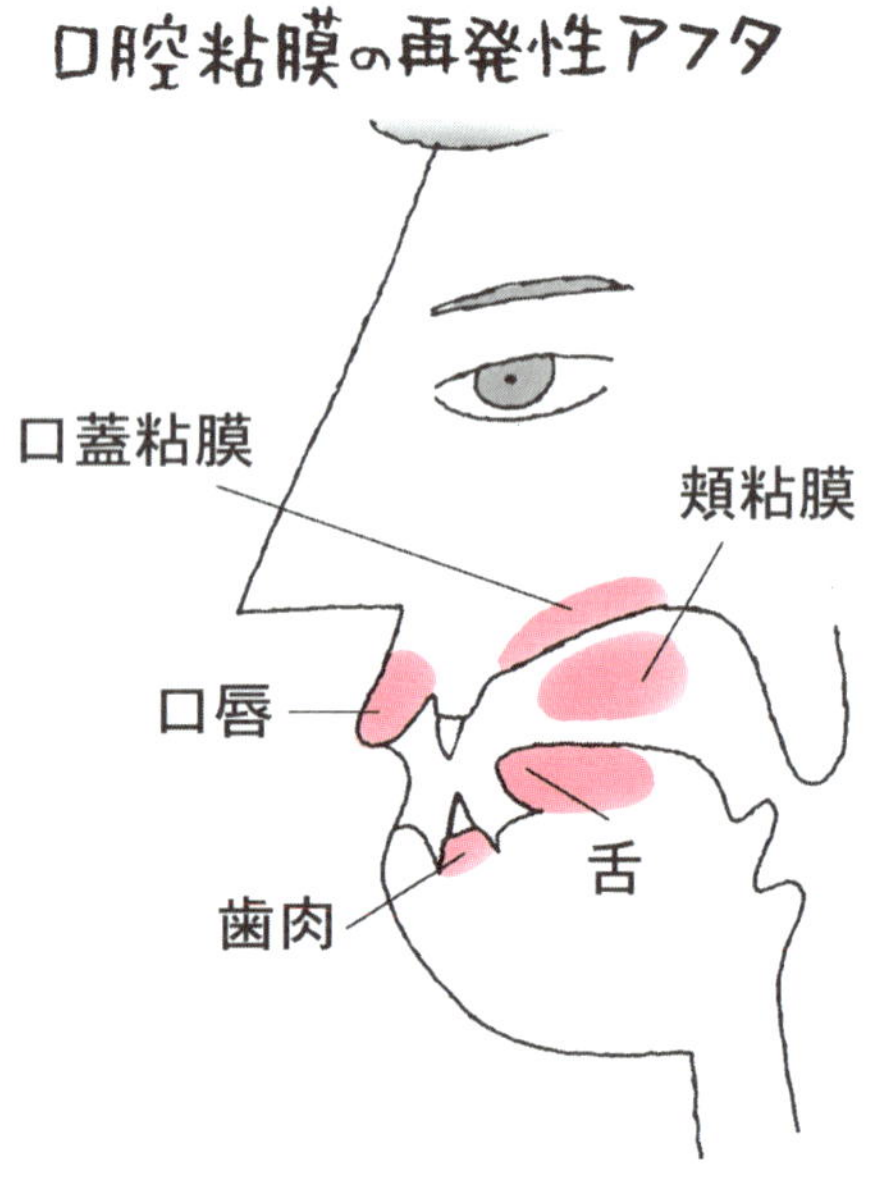

大腿静脈などがよくおかされます。動脈では動脈瘤ができることがあり、まれに動脈が詰まることもあります。これらの症状があると血管ベーチェット病と呼ばれます。

消化管では腸管に潰瘍を起こし、腹痛、下痢、下血などをきたします。小腸の後半である回腸から盲腸へと移る付近に潰瘍ができることが多く、その他、上行結腸、横行結腸にもできます。潰瘍は深くて、時に、穴となって貫通して緊急手術が必要となることもあります。これらの症状を呈する場合、腸管ベーチェット病と呼ばれます。

脳や神経病変がおかされると、麻痺、ふらつきや髄膜炎のような症状が徐々にあらわれて進んでいきます。このような型を、神経ベーチェット病といいます。

どんな治療をするか

口腔・皮膚は様子をみながら治療する

口腔内アフタ性潰瘍や皮膚症状は自然軽快することがほとんどで、特に治療を要しません。ときに、病変局所へのステロイドの局所療法が行われます。皮膚症状が頑固に残る場合には、低用量のステロイドの経口投与が行われます。

なお、痛風の薬として知られるコルヒチンは、好中球の活性化を抑える働きがあります。ただし効果はあまり強くありません。

眼の症状への治療は、失明を防ぐ目的で強力に行わなければなりません。瞳付近の虹彩《こうさい》での炎症では、点眼で炎症を鎮めて瞳を休めるとともに、眼球の周囲にステロイドの局所注射をします。一方、網膜の炎症は失明につながりうるために、局所投与に加えて全身への薬の投与が必要となります。使用されるのは、前述のコルヒチンや免疫抑制薬であるシクロスポリンなどです。これらの治療でも炎症が繰り返されるような場合に、ステロイドが使用されます。

最近、関節リウマチで有効であった抗サイトカイン療法のうち、抗ＴＮＦα抗体がベーチェット病の眼の症状にも大変に有効であることがわかり、しばしば使われるようになってきました。

関節炎で、コルヒチンが効かない場合、関節リウマチに準じて、サラゾスルファピリジンや低用量のステロイドが用いられます。

特殊型ベーチェット病では、病初の急性期からステロイドの中等用量以上の経口投与が必要で、生命に危険のある場合には、パルス療法がとられます。また、早い時期から、シクロホスファミド、アザチオプリンなどの免疫抑制薬の使用を考慮する必要があります。

ステロイドの用い方

眼では免疫抑制薬が第一選択

たいていの患者さんにはステロイドを使用する必要はありません。

ただし、皮膚症状や関節炎症状がなかなかとれない時に、低用量のステロイドを一時的に使うこともあります。

瞳の付近の炎症では、眼球の周囲にステロイドを注射します。網膜の炎症には、免疫抑制薬が使用され、その効果が認められないときに、中等用量までの経口ステロイドの内服が用いられます。

眼の神経の強い炎症などで失明の危険が間近にあると判断される場合には、パルス療法がとられることもあります。ステロイドよりも免疫抑制薬が優先されるのは、ステロイドはたとえ高用量で用いても効果が一時的で減量で再発を招きやすいこと、ステロイドの長期連続使用により、白内障や緑内障を合併しやすくなることが理由です。ステロイドはいったん使用を開始したら、他の膠原病と同じように、効果が出てから少しずつ減らして維持量とします。

特殊型ベーチェット病では、病初の急性期にステロイドの中等用量以上の経口投与が必要です。生命に危険のある場合には、パルス療法がとられます。腸管病変では、眼病変と同様に、免疫抑制薬を病初から考慮する必要があります。すなわち、中等用量以上のステロイド使用を開始するとともに、ステロイド減量のためにアザチオプリンなどの免疫抑制薬の使用も開始されます。これらの治療が奏功すれば、ステロイドは数カ月の間に減量して中止し、免疫抑制薬だけで治療することが目標になります。

このようにベーチェット病の治療において、眼科や消化器の領域でステロイドは脇役になっています。

気管支ぜんそく

どんな病気か

可逆性、気道過敏性、慢性気道炎症の3本柱

気管支ぜんそくは気管支が狭くなることにより
ゼーゼーと息苦しくなる病気ですが、これが治療により、あるいは自然に元に戻ること（可逆性）が特徴の第一です。二つ目の特徴は、ちょっとしたことがきっかけで息苦しくなること（気道過敏性）です。温度差、天候・気圧の変化、急な運動、タバコの匂い、刺激物の飲食といった刺激によりぜんそく発作が誘発されます。三つ目の特徴は、発作のない安定期でも気管支のむくみ（慢性気道炎症）が残ることです。以前は、ぜんそく発作が起きた時だけ治療すればよいとされていましたが、現在は慢性気道炎症を踏まえて安定期の治療・予防が重視されるようになりました。

どんな治療をするか

重症度に対応した段階的薬物療法と環境改善

一口にぜんそくと言っても軽症から重症まで幅があるので、重症度（ステップ）に対応して治療を選択します。もちろん、重症ほど薬の種類や量が増えます。また状態は変動しますので、コントロールが不十分ならステップアップ、安定すればステップダウンすることになります（次頁図）。いずれも吸入薬を使うことが多く、場合によっては内服薬（飲み薬）や注射薬を併用します。

ぜんそくの治療では、環境改善も重要です。花粉が花粉症を引き起こすように、環境中の物質が

未治療患者の症状と目安となる治療ステップ

	治療ステップ１	治療ステップ２	治療ステップ３	治療ステップ４
対象症状	（軽症間欠型相当） ・症状が週１回未満 ・症状は軽度で短い ・夜間症状は月に２回未満	（軽症持続型相当） ・症状が週１回以上、しかし毎日ではない ・月１回以上日常生活や睡眠が妨げられる ・夜間症状は月２回以上	（中等症持続型相当） ・症状が毎日ある ・短時間作用性吸入 β_2 刺激薬がほぼ毎日必要 ・週１回以上日常生活や睡眠が妨げられる ・夜間症状が週１回以上	（重症持続型相当） ・治療下でもしばしば増悪 ・症状が毎日ある ・日常生活が制限される ・夜間症状がしばしば

ぜんそく治療ステップ

		治療ステップ１	治療ステップ２	治療ステップ３	治療ステップ４
長期管理薬	基本治療	吸入ステロイド（低用量）	吸入ステロイド（低～中用量）	吸入ステロイド（中～高用量）	吸入ステロイド（高用量）
		上記が使用できない場合は以下のいずれかを用いる	上記で不十分な場合に以下のいずれか１剤を併用	上記に下記のいずれか１剤、あるいは複数を併用	上記に下記の複数を併用
			LABA（配合剤使用可*5）	LABA（配合剤使用可*5）	LABA（配合剤使用可）
		LTRA	LTRA	LTRA	LTRA
		テオフィリン徐放製剤	テオフィリン徐放製剤	テオフィリン徐放製剤	テオフィリン徐放製剤
		※症状が稀なら必要なし		LAMA*6	LAMA*6
					抗IgE抗体*2,7
					経口ステロイド*3,7
	追加治療	LTRA以外の抗アレルギー薬*1	LTRA以外の抗アレルギー薬*1	LTRA以外の抗アレルギー薬*1	LTRA以外の抗アレルギー薬*1
発作治療*4		吸入SABA	吸入SABA*5	吸入SABA*5	吸入SABA

ICS：吸入ステロイド、LABA：長時間作用性 β_2 刺激薬、LAMA：長時間作用性抗コリン薬、LTRA：ロイコトリエン受容体拮抗薬、SABA：短時間作用性 β_2 刺激薬

＊1：抗アレルギー薬は、メディエーター遊離抑制薬、ヒスタミン H_1 拮抗薬、トロンボキサン A_2 阻害薬、Th2サイトカイン阻害薬を指す。

＊2：通年性吸入アレルゲンに対して陽性かつ血清総IgE値が30～1,500IU/mLの場合に適用となる。

＊3：経口ステロイドは短期間の間欠的投与を原則とする。短期間の間欠投与でもコントロールが得られない場合は、必要最小量を維持量とする。

＊4：軽度の発作までの対応を示し、それ以上の発作についてはガイドラインの「急性増悪（発作）への対応（成人）」の項を参照。

＊5：ブデソニド/ホルモテロール配合剤で長期管理を行っている場合には、同剤を発作治療にも用いることができる。長期管理と発作治療を合せて１日８吸入までとするが、一時的に１日合計12吸入まで増量可能である。ただし、１日８吸入を超える場合は速やかに医療機関を受診するよう患者に説明する。

＊6：チオトロピウム臭化物水和物のソフトミスト製剤。

＊7：LABA、LTRAなどをICSに加えてもコントロール不良の場合に用いる。

（日本アレルギー学会　喘息予防・管理ガイドライン2015より抜粋）

ぜんそくを誘発することがあります。ダニ、ハウスダスト（室内塵）、カビ、ペットの毛など、アレルギー反応を誘発する物質をアレルゲンと呼びます。ぜんそくを悪化させないためにもアレルゲンの除去が重要であり、室内を清潔に保つ、じゅうたんを使用しない、ぬいぐるみなど埃《ほこり》のたまりやすいものは置かないといった対応が必要です。寝具にはダニがつきやすいので定期的に丸洗いし、室内の湿度を高くせず、布団乾燥機を使用します。

どんな薬を使うか

治療の中心は吸入ステロイド

ぜんそくの薬は長期間にわたり使用する薬（長期管理薬、コントローラー）と息苦しくなった際に使用する薬（発作治療薬、リリーバー）に大別されます。

また薬の作用から、気道炎症を抑える薬（抗炎症薬）と気管支狭窄を抑える薬（気管支拡張薬）に分類されます。抗炎症薬にはステロイドと抗アレルギー薬があり、特に吸入ステロイドはぜんそく治療の中心です。気管支拡張薬にはβ_2刺激薬とテオフィリン薬があります。

ステロイドの用い方

吸入ステロイドには即効性がなく、徐々に効く

ぜんそくの薬物治療の主役は吸入ステロイドであり、長期管理薬として頻用されます。吸入ステロイドは肺に直接作用するため、少ない量で経口薬と同等の効果が得られます。一部は吸収されて血流に入りますが、肝臓で分解されるため血中濃度は上がらず全身的な副作用が少ないのが特徴です。咽喉頭（のど）の局所的な副作用が出現する可能性はあり、薬の種類を変更することもあります。

吸入ステロイドは毎日使用することが重要です。1日に何回吸入するか、あるいは1回の吸入数は患者さんの病状によりさまざまですが、長期間欠かさずに使用します。実際は朝と晩に吸入している方が多いと思います。吸入ステロイドは即効性がないのが弱点です。徐々に効いてきますので、「発作の回数が減ってきた」とか「気がついたら何カ月も息苦しくならない」といった長期的な効果を目指しています。

経口ステロイドは、発作後に呼吸状態が悪化した場合に使用します。大きな発作のために点滴・吸入を受けた後、プレドニゾロン15～20mg／日を内服するのが一般的です。一般にステロイドは何週間もかけて少しずつ用量を減らしますが、ぜんそく発作後に短期間（5～7日程度）使用する場合、ゆっくり減らす必要はありません。経口ステロイドを長期間使用することは推奨されませんが、重症持続型で、他の長期管理薬を使用してもコントロールが困難な場合には、経口ステロイドを長期管理薬として用います。

注射用ステロイドは、ぜんそく発作がひどくて他の薬が効かない時に使用します。救急外来では注射用ステロイドと気管支拡張薬を併用します。

吸入ステロイドの使用法

効率よく気管支に入るよう練習を

吸入ステロイドの吸入器には、①ドライパウダー定量吸入器、②加圧式定量噴霧吸入器、③ソフトミスト吸入器、④電動ネブライザーがあります。ドライパウダー定量吸入器（ＤＰＩ）は、粉末の薬を自分の吸気によって吸入するタイプです。成人においてよく使用されますが、吸気にあわせて薬を吸い込む必要があるため、乳幼児や呼吸機能が低い方には適していません。

加圧式定量噴霧吸入器（ｐＭＤＩ）はエアゾール方式とも呼ばれます。指による加圧（プッシュ）により薬が噴霧されますが、噴霧ガスと吸入のタイミングをあわせるのに、ある程度の慣れを要します。効率よく吸入するために吸入用補助器（スペーサー）を併用することもあります。

ソフトミスト吸入器（SMI）は、薬剤を含んだやわらかく細かい霧をゆっくり噴霧させる吸入器です。特に、呼吸機能が低い方に適しています。

電動ネブライザーによる吸入では、噴霧と吸気のタイミングをあわせる必要がないので、乳幼児においても使用可能となります。

ステロイドに限らず、吸入薬は吸入法の習得が大切です。いい薬も、効率よく気管支の中に入らなければ（たとえば口腔内にとどまれば）十分に効果を発揮できません。適切な吸入法は吸入器によって若干異なりますが、独立行政法人環境再生保全機構の「正しい吸入方法を身につけよう～吸入薬の使い方」の動画（https://www.erca.go.jp/yobou/zensoku/basic/adult/10.html）などをご参照ください。

注意すべき副作用とその対策

Q 子どものぜんそくと大人のぜんそく、どこが違うの？

A 子どもはアトピー型、大人は非アトピー型が多い

基本的に「子どものぜんそく」と「大人のぜんそく」の症状は共通していますが、患者さんの体質を背景としたぜんそくのタイプが異なります。

子どものぜんそくはアトピー型とされるものが多く、ダニ、ハウスダスト、カビ、食品に対するアレルギー反応が重要です。

一方、大人のぜんそくは非アトピー型が多く、必ずしもアトピー体質を伴っていません。特に高齢者は長年の喫煙後に慢性閉塞性肺疾患（COPD）と合併する形で発症することが多いです。

ぜんそくは子どもに多い病気ですが、すべて大人のぜんそくに移行するとは限りません。中学生から高校生の時期に落ちつくことが多く、7割位

の人は20歳までに自然軽快します。

Q 大人と子どもではステロイドの使い方も違うの？

A 吸入量は年齢や重症度により異なる

基本的には変わりありませんが、吸入量は小児の年齢や重症度により異なります。最近の「日本アレルギー学会　喘息予防・管理ガイドライン２０１５」においても吸入ステロイドが長期管理薬として推奨されています。ただし抗アレルギー薬をまず試し、効果が不十分の場合に吸入ステロイドを使用することが多いです（次頁図）。

Q ステロイド内服薬は副作用が強いと聞いているが、飲み続けて大丈夫？

A 恐れすぎは治療のさまたげになる

ステロイド内服薬を長期間使用すると副作用が問題となるのは事実です。副作用の内容や程度には個人差があり、予測できない面もあります。一般的には感染症、糖尿病、骨粗鬆症、胃潰瘍などが問題で、必要に応じて副作用の予防対策もなされます。もちろんステロイド内服薬の使用は慎重に行うべきですが、副作用を恐れるあまり重症ぜんそくに対してもステロイドの注射薬・内服薬を全く使わないというのは極端です。ステロイド内服薬が必要な場合には、担当医と相談しながら使用してください。

小児気管支ぜんそくの長期管理に関する薬物療法プラン（2～5歳）

	治療ステップ1	治療ステップ2	治療ステップ3	治療ステップ4
基本治療	発作の強度に応じた薬物療法	ロイコトリエン受容体拮抗薬*1 and/or DSCG and/or 吸入ステロイド（低用量）*2	吸入ステロイド（中用量）*2	吸入ステロイド（高用量）*2 以下の併用も可 ・ロイコトリエン受容体拮抗薬*1 ・テオフィリン徐放製剤 ・長時間作用性β_2刺激薬の併用あるいはSFCへの変更
追加治療	ロイコトリエン受容体拮抗薬*1 and/or DSCG		ロイコトリエン受容体拮抗薬*1 長時間作用性β_2刺激薬の追加あるいはSFCへの変更 テオフィリン徐放製剤（考慮）	以下を考慮 ・吸入ステロイドのさらなる増量あるいは高用量SFC ・経口ステロイド

DSCG：クロモグリク酸ナトリウム

SFC：サルメテロールキシナホ酸塩・フルチカゾンプロピオン酸エステル配合剤

＊1：その他の小児喘息に適応のある経口アレルギー薬（Th2サイトカイン阻害薬など）

＊2：各吸入ステロイドの用量対比表（単位はμg/日）

	低用量	中用量	高用量
FP、BDP、CIC	～100	～200	～400
BUD	～200	～400	～800
BIS	～250	～500	～1,000

FP：フルチカゾン

BDP：ベクロメタゾン

CIC：シクレソニド

BUD：ブデソニド

BIS：ブデソニド吸入懸濁液

①長時間作用性β_2刺激薬は症状がコントロールされたら中止するのを基本とする。長時間作用性β_2刺激薬ドライパウダー定量吸入器（DPI）は自力吸入可能な5歳以上が適応となる。

②SFCへの変更に際してはその他の長時間作用性β_2刺激薬は中止する。SFCと吸入ステロイドの併用は可能であるが、吸入ステロイドの総量は各ステップの吸入ステロイドの指定範囲内とする。SFCの適応は5歳以上である。

③治療ステップ3の治療でコントロール困難な場合は小児の喘息治療に精通した医師の下での治療が望ましい。

④治療ステップ4の追加治療として、さらに高用量の吸入ステロイドやSFC、経口ステロイドの隔日投与、長期入院療法などが考慮されるが、小児の喘息治療に精通した医師の指導管理がより必要である。

（日本アレルギー学会　喘息予防・管理ガイドライン2015より抜粋）

Q 吸入ステロイドに副作用はないの？

A 全身的な副作用はほとんどない

通常量で吸入ステロイドを用いた場合、全身的な副作用はないと考えます。1日の吸入量が極端に多い場合は多少あると思いますが、それでも内服薬よりは少ないと考えます。

局所的な副作用としては咽頭痛、声がれ（嗄《さ》声《せい》）などが問題となります。また、吸入ステロイドが口腔内に残るとカンジダなど真菌（カビ類）が付着しやすい環境となるので、吸入後の「うがい」が推奨されています。

Q 吸入ステロイドはやめられるの？

A 安定してもすぐ中止せず、様子をみて

吸入ステロイドに限らず、「ぜんそく治療を開始したら一生薬をやめられない」ということはありません。ただし吸入ステロイドは長期管理薬ですから、状態が安定したからといってすぐに中止することはありません。十分に安定した状態が何カ月も続いた結果、毎日の吸入ステロイドは不要となり発作治療薬の頓用（発作時のみの使用）だけになることはあります。

きわめて良好な状態となれば、発作治療薬の頓用すら終了となるかもしれません。この場合でも、季節の変わり目や風邪などをきっかけにぜんそくが再燃する可能性を知っておいてください。

Q 子どもに吸入ステロイドを使って安全なの？

A 適切に使用すれば、安全です

乳幼児ではぜんそくの診断が難しく、またステロイドの安全性についての懸念がありステロイドの使用を控える傾向があるようです。ただしステップ2以上では吸入ステロイドが使用されることが多く、通常の使用法で副作用はほとんど問題となりません。

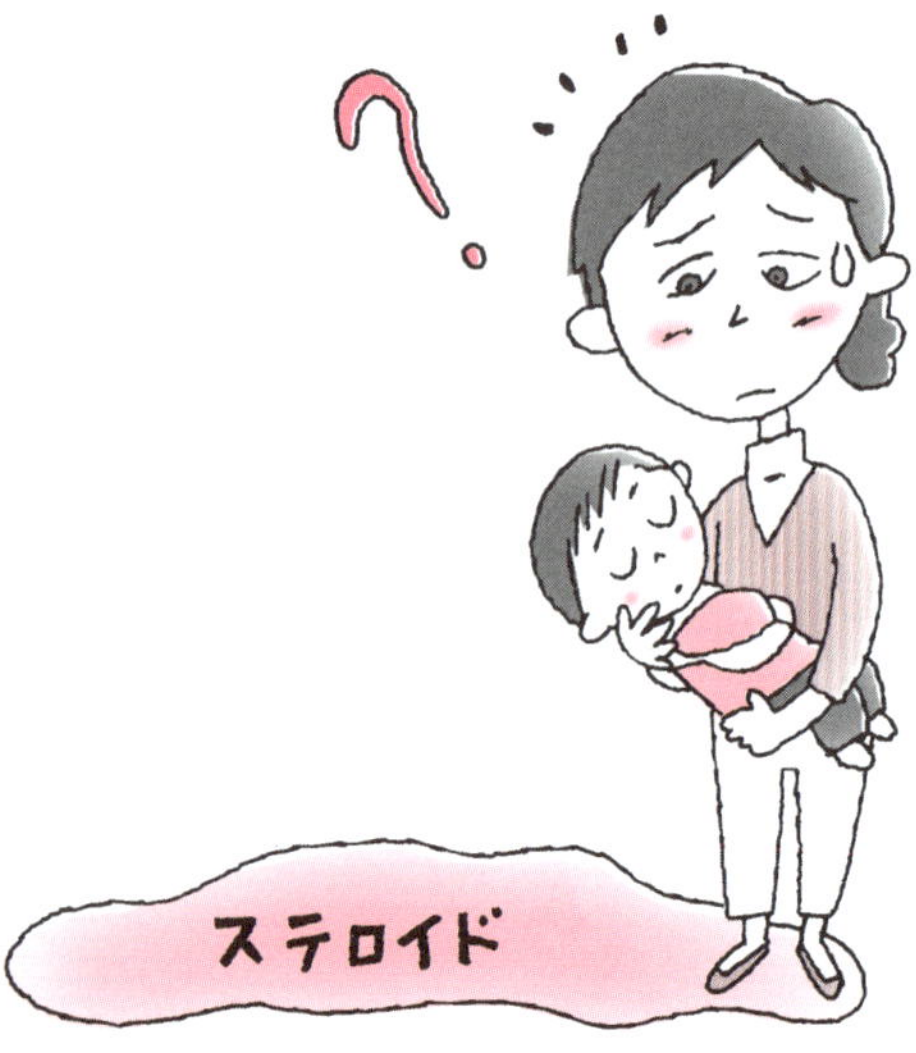

慢性閉塞性肺疾患（COPD）

どんな病気か

慢性の息切れ、咳や痰、長年の喫煙が原因

慢性閉塞性肺疾患（ＣＯＰＤ）は「タバコ煙を主とする有害物質を長期に吸入することで生じた肺の炎症性疾患」と定義されています。気管支の中の空気の流れが制限され、息をはきにくく（呼気に時間がかかるように）なります。患者の多くは長年喫煙をした中高年者であり、歩行時（特に坂道や階段を昇る際）の息切れ、慢性の咳・痰といった症状があらわれます。ぜんそくと比べて発作時と安定時の差が少なく、発症と経過が緩徐であるのが特徴です。

どんな治療をするか

基本は、禁煙、薬物治療、呼吸リハビリ

治療の基本は禁煙です。ＣＯＰＤでは年単位で徐々に呼吸機能が低下しますが、禁煙によりこの低下を抑制できると考えられます。喫煙にはニコチン依存の側面があり、長年の習慣である喫煙行動を変えることはなかなか困難です。最近はニコチン貼付薬や経口薬（バレニクリン）を使用した禁煙治療も行われています。

薬物治療の中心は気管支拡張薬で、吸入薬（抗コリン薬、β_2刺激薬）あるいは経口薬（テオフィリン薬）を使用します。長時間作用型の気管支拡張薬を使用しますが、増悪を繰り返す場合には吸入ステロイドの併用を考慮し、呼吸不全（低酸素

血症）となれば酸素療法を導入します（下図）。

薬剤治療に加えて、呼吸リハビリによる上乗せ効果を期待します。呼吸リハビリは包括的呼吸リハビリテーションと呼ばれることが多く、患者教育、運動療法、栄養管理を含みます。インフルエンザワクチン接種も重要です。

ステロイドの用い方

増悪を繰り返す場合にステロイドを使用

吸入ステロイドは気管支ぜんそくと違ってCOPD治療の主役ではありません。吸入ステロイドの定期的な使用により肺機能低下を抑制することはできませんが、中等症以上における症状や日常生活の質（QOL）を改善し、増悪（急激な状態の悪化）の頻度を減らします。

経口薬や注射薬のステロイドを安定期のCOPDに使うことはありませんが、増悪時には短期間

安定期COPDの管理

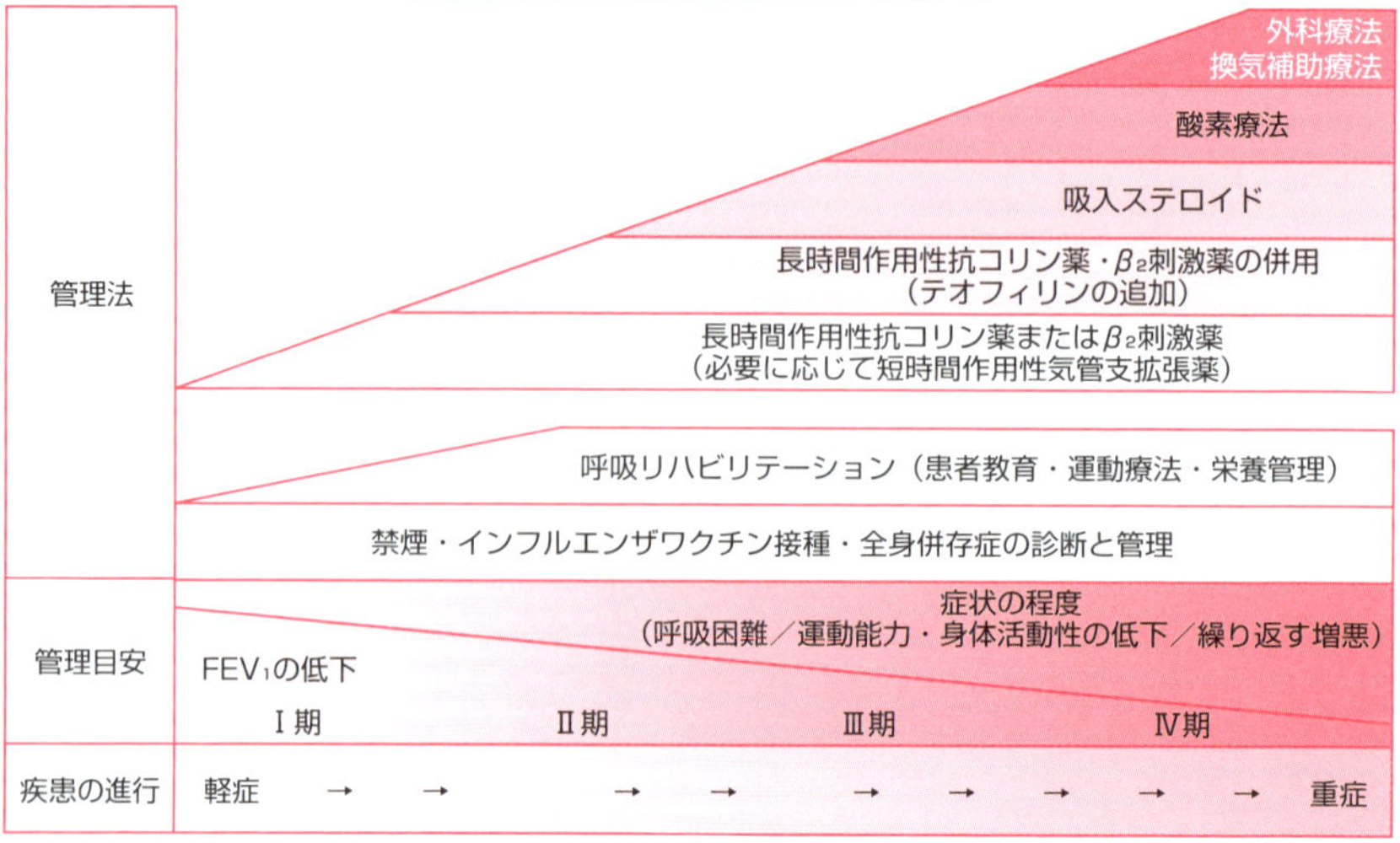

（日本呼吸器学会　COPD（慢性閉塞性肺疾患）診断と治療のガイドライン第４版より抜粋）

の使用を考慮します。ステロイドの全身投与により、増悪からの回復までの時間の短縮や呼吸機能の早期改善が期待されます。

気管支ぜんそくとの合併例では軽症でも吸入ステロイドを使用

成人ではCOPDに気管支ぜんそくを合併することがあり、特に高齢者で多いと考えられています。ぜんそく合併COPDはオーバーラップ症候群あるいはACOS（エイコス）と呼ばれ、近年、研究対象としても注目されています。一口にCOPDといっても、さまざまなタイプがあるということですが、気管支ぜんそくを合併するタイプでは軽症でも吸入ステロイドが使用されます。

Q 慢性閉塞性肺疾患で吸入ステロイドを使うときの注意は？

A 高齢者は吸入後うがいをして、口腔内をきれいに

吸入ステロイドは一般に副作用が少ない薬ですが、COPD患者は高齢者が多く、口腔カンジダ症、嗄声《させい》などの副作用に注意が必要です。気管支ぜんそくの場合と同様に、吸入後の「うがい」が推奨されています。また、吸入ステロイドが肺炎などの気道感染症のリスクを増加させるとの報告もあります。全身的な副作用はほとんどありませんが、吸入ステロイドの導入においては担当医とよく相談してください。

サルコイドーシス

どんな病気か

顕微鏡レベルで、類上皮細胞肉芽腫が多発する病気

サルコイドーシスは、肺、リンパ節、眼、皮膚、心臓、筋肉、神経など全身の臓器に「類上皮細《るいじょうひさい》胞肉芽腫《ぼうにくげしゅ》」と呼ばれる病変を形成する原因不明の疾患です。必ずしも上記すべての臓器に病変を形成するわけではなく、リンパ節と眼だったり、肺と皮膚だったり、いろいろなパターンがあります。重症度もさまざまで、すぐに治療が必要な場合もあれば、自然寛解を期待して無治療で経過をみる場合もあります。

日本では胸部レントゲン写真でのリンパ節腫大や、ぶどう膜炎による視力障害がきっかけとなりサルコイドーシスと診断されることが多いようです。診断では、全身臓器の一部をとって（生検して）顕微鏡で調べることが重要です。気管支鏡を使って肺の一部を生検することが多いのですが、首のリンパ節や皮膚、時には心臓が生検の対象となります。

サルコイドーシスの原因は不明と書きましたが、いろいろな説があります。わが国で最も支持されているのが「アクネ菌病因説」です。アクネ菌は多くの人の体内に存在しており、通常は人間に悪さをしないで潜伏しています。この仮説では「一部の人だけが体質的にアクネ菌との折り合いが悪く、アクネ菌と過剰な反応をしてしまう」ことを想定しています。欧米では結核菌や結核菌に類似した菌が病因の一つとして疑われており、病因は単一でないことも予想されます。

サルコイドーシスが人から人に感染する（うつ

る）ことはありません。また、いわゆる遺伝病ではなく、癌のような悪性疾患でもありません。１９７２年に厚生労働省（当時は厚生省）の難病克服事業の特定疾患に指定されており、全国的な調査研究・医療費助成がなされてきました。重症例・難治例が存在する一方で、無治療例・自然寛解例が多いのもこの疾患の特徴です。

どんな治療をするか

非ステロイド系抗炎症薬やステロイドで治療

急性サルコイドーシスの場合は（急性発症することは少ないですが）、非ステロイド系抗炎症薬や短期間のステロイドを使用します。高度の臓器機能障害のために日常生活の質（ＱＯＬ）に支障をきたす場合もステロイドを使用します。またステロイドの効果が一時的で、再発・再燃のためにステロイドの離脱が困難な場合、免疫抑制薬の併用を考慮します。

臓器別にみると、心臓サルコイドーシスと神経サルコイドーシスにはステロイドの全身投与が行われます。眼サルコイドーシスでは点眼や眼内注射によるステロイドの局所投与が基本ですが、活動性で視機能障害が高度な場合はステロイドの全身投与を行います。

肺サルコイドーシスは肺病変があるだけでは治療対象とならず、呼吸機能障害の程度・進行具合によりステロイドの全身投与を考慮します。治療法としては確立していませんが、高用量の吸入ステロイドが有効であったとの報告もあります。

ステロイドの用い方

長期間使用する場合が多いので、感染などに注意を

心臓サルコイドーシスではプレドニゾロン換算で30㎎／日・連日または60㎎／日・隔日で4週間投与した後に漸減するのが一般的です。

神経サルコイドーシスの場合はもう少し使用量が多く、プレドニゾロン換算で30～40㎎／日・連日または60～80㎎／日・隔日、重症例では60㎎／日・連日またはパルス投与で開始し漸減します。

眼サルコイドーシスで（ステロイドの点眼では不十分で）全身投与が必要な場合、プレドニゾロン換算で30～40㎎／日・連日で開始、重症例では60㎎／日・連日で開始し漸減します。

肺サルコイドーシスではステロイドの全身投与の適応は慎重に検討されますが、プレドニゾロン換算で30㎎／日・連日で開始するのが一般的です。軽症例では、高用量の吸入ステロイドを試すこともあります。

いずれにしても長期間使用する場合が多いので、感染などの全身の副作用に注意して治療を継続することになります。

間質性肺炎

どんな病気か

肺が固くなって、十分に膨らまない病気

肺はスポンジにたとえられるように、柔らかく伸び縮みする臓器です。間質性肺炎は肺線維症と呼ばれることもありますが、肺が固く縮む病気です。間質性肺炎は急性に発症することも、年単位で慢性に進行することもありますが、主な症状は咳と息切れです。原因不明の場合が多く、特発性間質性肺炎と呼ばれています。この病気は厚生労働省の特定疾患（いわゆる難病）の一つであり、診断法や治療法が十分に確立しておりません。

一方、原因が判明している間質性肺炎には、じん肺、薬剤性間質性肺炎、放射線肺炎などがあります。じん肺は職業で粉塵や石綿（アスベスト）を扱う人に発症しますが、近年は減少傾向です。薬剤性間質性肺炎の頻度は多くありませんが、あらゆる薬剤が原因となりえます。特に、抗癌剤が原因となる場合が比較的多く注意が必要です。放射線肺炎というのは、例えば肺癌、食道癌、乳癌などで治療的にかなりの放射線を胸にあてた場合のみに発症します。通常の生活を送っている人には無縁の病気です。

どんな治療をするか

ステロイド、免疫抑制薬、抗線維化薬で治療

間質性肺炎という病名はいわゆる総称であり、この中にはいろいろな病気が含まれます。治療内容もそれぞれの病気によって異なります。急激に

進行する病気がある一方で、何年も変化のない病気もありますので、治療をしないで経過観察することも少なくありません。

重症例や進行例での薬物治療の主役はステロイドです。ステロイドは比較的高用量で始めて週単位あるいは月単位で少しずつ減らすことが多く、病気の再燃に注意しながら、なるべく低用量でのコントロールを目指します。

免疫抑制薬はステロイドの効果が不十分な場合、あるいはステロイドを高用量で使用しにくい場合に併用されます。免疫抑制薬は間質性肺炎の治療として、ほとんどの場合保険外診療となりますので、適応については慎重に判断されます。

抗線維化薬は間質性肺炎のなかでも最も難治である特発性肺線維症（IPFとも呼ばれます）で使用されます。この病気はステロイドと免疫抑制薬が多くの場合無効であり、治療法が十分に確立しておりません。現在使用可能な抗線維化薬にはピルフェニドン（ピレスパ）、ニンテダニブ（オフェブ）がありますが、病気の進行を遅らせる効果や、急性増悪を抑える効果があります。

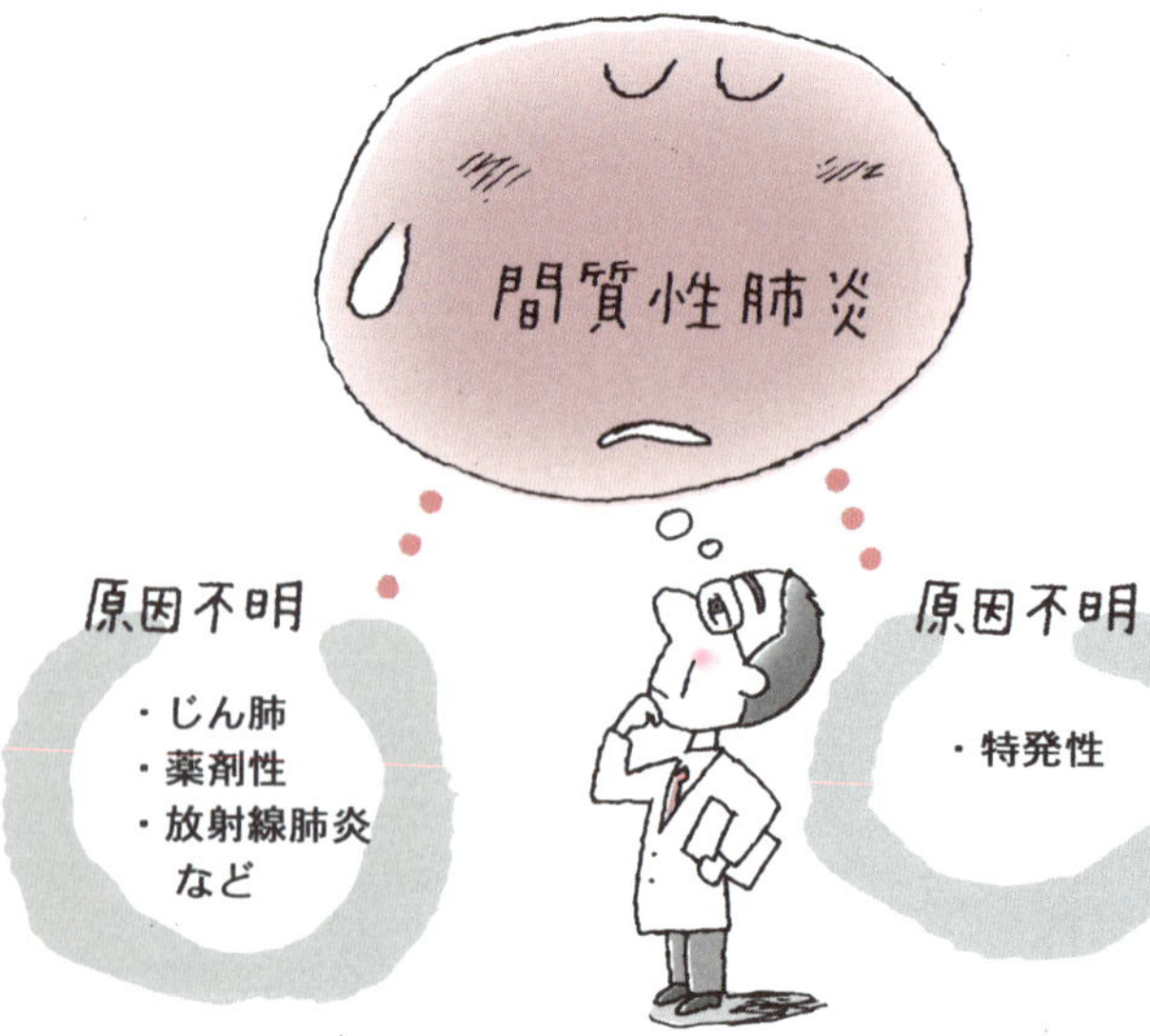

ステロイドの用い方

ステロイドは点滴注射で開始して、経口薬で継続するのが一般的です。最初から経口薬で開始することもあります。用量の設定は間質性肺炎の中の各疾患により異なり、また体重なども参考にします。一般には、プレドニゾロン換算で30～40㎎／日・連日で開始することが多いです。

ステロイドの使用は長期間にわたることが多いので、ステロイドの副作用に注意しながら使用することになります。特に、糖尿病、感染、骨粗鬆症、消化管潰瘍といった副作用に対策が必要です。免疫抑制薬を併用した場合には、ステロイド単独よりも感染に弱くなりますので、さらに注意が必要です。副作用予防のために抗菌薬（例えばニューモシスチス肺炎予防のＳＴ合剤）の内服が行われます。

自己判断での中止は危険です

ステロイドを急にやめたり、大幅に減量すると、間質性肺炎の急性増悪を誘発することがあります。急性増悪をきたすと治療がきわめて困難です。慢性に経過する間質性肺炎の場合、ステロイドの減量は少しずつですので、担当医とよく相談してください。

スギ花粉症、アレルギー性鼻炎

どんな病気か

鼻粘膜が腫れて、くしゃみ、鼻水、鼻づまりに

アレルギー性鼻炎は鼻粘膜を舞台としたアレルギー性疾患で、国民の約20％が罹患しているといわれます。また低年齢での発症も増加しています。症状は発作性くしゃみ・水様性鼻汁・鼻閉《びへい》を3主徴とし、アレルギー性結膜炎も高率に合併します。アレルギー性疾患のひとつですので、アトピー性皮膚炎やぜんそくの既往があったり、合併していたりすることも少なくありません。

診断は問診および視診からつけられ、典型的な鼻内所見では粘膜の色が蒼白で浮腫《ふしゅ》状となり、水様性鼻汁を認めます。さらにアレルギー検査でアレルギー反応を確認し、アレルギーを起こす原因（アレルゲン）を特定します。

アレルギー反応を確認する検査には、鼻汁中の好酸球を調べたり、採血で血清中のＩｇＥを測定する検査（ＲＩＳＴ）があります。またアレルゲンを特定する検査には、原因物質と皮膚との反応を調べたり（プリックテスト、スクラッチテスト）、血液中の特異的ＩｇＥ抗体を調べる検査（ＲＡＳＴ）があります。

ＲＡＳＴ検査はプリックテストより高価ですが、一度に多数の原因を調べることができ有用です。後に述べますが、アレルギーの原因を避けることも重要な治療のひとつですので、まず原因を特定することは必要と考えます。

アレルギーを起こす原因は、ハウスダスト、ダニ、カビ、イヌやネコの毛など年間を通じて存在するものと、スギ、ブタクサ、カモガヤなどある

季節に限って存在する植物の花粉に分けられ、特にスギ花粉が原因であるものをスギ花粉症と呼んでいます。

季節性のアレルギー性鼻炎では症状は花粉の飛散期に限られますが、原因が一年中存在する通年性アレルギー性鼻炎では一年を通じて鼻炎症状を起こすため、適切な治療が行われないと慢性副鼻腔炎や鼻茸《はなたけ》を合併したり、いびきの原因となります。また小児においては、副鼻腔炎を合併することが多く、そのほか滲出性中耳炎などの発症につながることもあります。

どんな治療をするか

まず、アレルゲンを避ける～患者さんにあわせたきめ細かい薬物療法が基本

まずアレルギーの原因となるアレルゲンを避けることと、薬物療法（内服、点鼻薬）が中心となります。最も患者さんの多いスギ花粉症の治療では、症状が出る前から抗アレルギー薬を内服する初期療法がすすめられており、一般的にはスギ花粉の飛散する2週間前から内服を開始すると薬の効果がよくあらわれ、持続するとされます。初期療法は、鼻粘膜の過敏性を抑制して症状の発現時期を遅らせ、また抗原に対する過大な反応を抑え症状を軽症化させると考えられています。

そしてシーズンを通して症状が抑えられた状態を保つために、症状や程度にあわせて鼻噴霧用ステロイドや作用機序の異なる抗アレルギー剤を組み合わせて維持療法を行います。症状が特に強い症例では速効的に症状を緩和することを目的として、短期的に経口ステロイドを用いることもあります。スギ花粉症は症状の個人差が大きいため、患者さんそれぞれにあわせたきめ細かい治療が必要となります。

通年性のアレルギー性鼻炎では、症状にあわせて抗アレルギー薬の内服や点鼻ステロイドによる治療を行います。鼻粘膜収縮点鼻薬は、連用する

と薬剤を中止したときにかえって症状が増悪して薬剤性鼻炎を起こしうるので、使いすぎないように注意することが必要です。また最近ではスギ花粉やダニに対する舌下免疫療法も保険適応となっています。

薬剤による治療で十分な効果が得られない場合には、レーザーによる鼻粘膜焼灼《しょうしゃく》や下鼻甲介切《かびこうかいせつ》除《じょ》などの手術療法を行うこともあります。

ステロイドの用い方

副作用が少なく、効果の高い鼻噴霧ステロイドが中心

スギ花粉症およびアレルギー性鼻炎の治療に用いるステロイドは、点鼻によるステロイド噴霧薬が主体です。鼻噴霧ステロイドは全身的な副作用が少なく、適切に使用することで優れた臨床効果を示します。

経口ステロイドおよびステロイド含有薬は、特に鼻閉などの症状が強い場合、短期間に限って用います。1カ月以上連用すると高血圧、血糖値の上昇、易感染性、胃潰瘍などの全身的な副作用を起こす危険があるので注意が必要です。

Q ステロイドの噴霧薬で副作用が出ることはないの?

A 吸収されにくく、分解されやすいので全身への影響は少ない

鼻噴霧ステロイドは吸収されづらくまた吸収さ

小児用鼻噴霧ステロイド

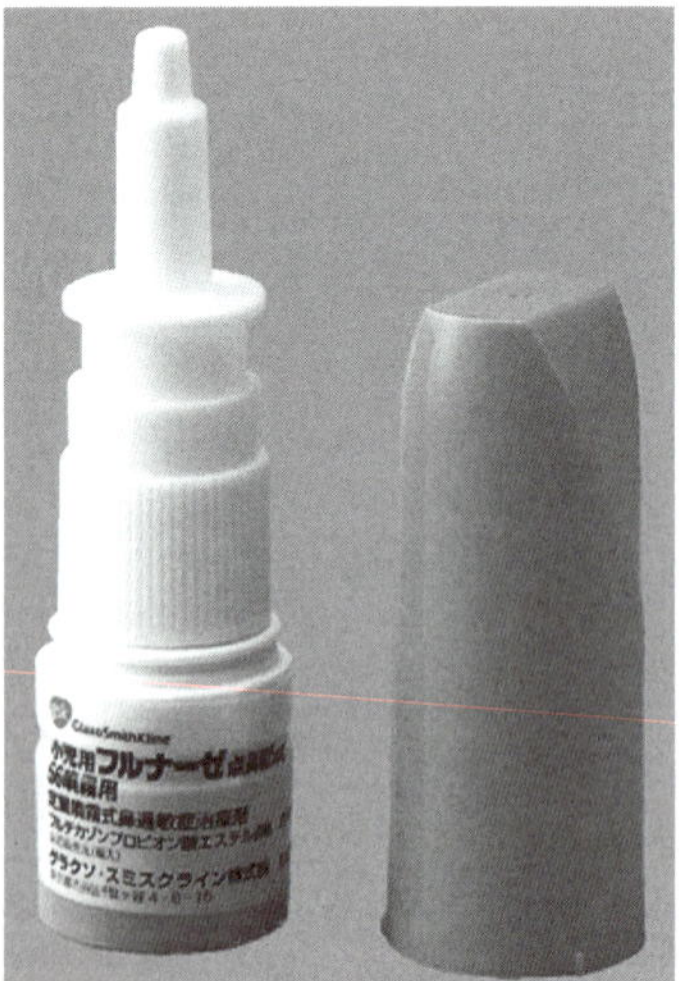

れても分解されやすいため、全身的な副作用が出現することはまれです。局所の副作用で最も多いものは鼻出血で、原因の多くは噴霧薬を使用する際に鼻粘膜を傷つけることと考えられるため、鼻出血が起こった場合には、鼻中隔方向ではなく外側へ向けて点鼻するようにします。その他刺激感や不快臭などを感じることもあります。

Q 子どもの場合の注意点

A 小児スギ花粉症は成人に移行しやすいので、早めに治療を

近年、小児アレルギー性鼻炎患者は増加しており、アレルギー性鼻炎患者全体の約30％を占めるといわれます。子どもにおいては従来ハウスダスト・ダニなどを抗原とする通年性アレルギー性鼻炎が主体でしたが、最近ではスギ花粉数の増加などに伴い、スギ花粉症が増加しています。小児スギ花粉症は鼻閉を主訴とすることが多く、日常生活にも大きな影響を及ぼします。また自然治癒することが少なく、高率に成人に移行することから、症状が軽症のうちから積極的に治療を行うほうがよいと考えられます。

小児アレルギー性鼻炎の治療は抗アレルギー薬の内服と点鼻薬が中心です。点鼻は小児に多い鼻閉の治療に有効です。点鼻噴霧ステロイドにおいて注意すべき点としては、鼻粘膜から吸収されたコルチゾールが全身に影響を及ぼす危険性は少ないもののまれにある点と、子どもにより好き嫌いがあり、刺激感やにおいのために一度点鼻薬をいやになったらその後は決して使用しない場合があるという点です。そのため小児がはじめて点鼻薬を使用するときには、薬剤の使い方について具体的に説明して理解させることが必要です。経口ステロイドを投与することは極力避けるべきですが、やむをえず短期間に限って投与せざるをえない場合には、小児科医にも相談するほうがよいと考えます。

メニエール病

どんな病気か

中年女性に多く、めまい、吐き気、難聴が主症状

メニエール病は、耳の奥の内耳《ないじ》というところのリンパ水腫が原因で起こるとされ、めまい・難聴・吐き気を繰り返す病気です。はっきりした原因はわかっておらず、中年の女性に多く発症します。

めまい症状は一般に激しい回転性めまいで、数時間持続し、片側耳の難聴や耳閉《じへい》感、耳鳴とともに、悪心、嘔吐、冷汗、顔面蒼白などを伴います。難聴や耳鳴などの耳の症状が先行して起こることもあります。ひどいめまい発作では日常生活に支障をきたします。症状や経過には個人差がありますが、長期の経過をたどるうちに、めまい発作を

右メニエール病患者の聴力

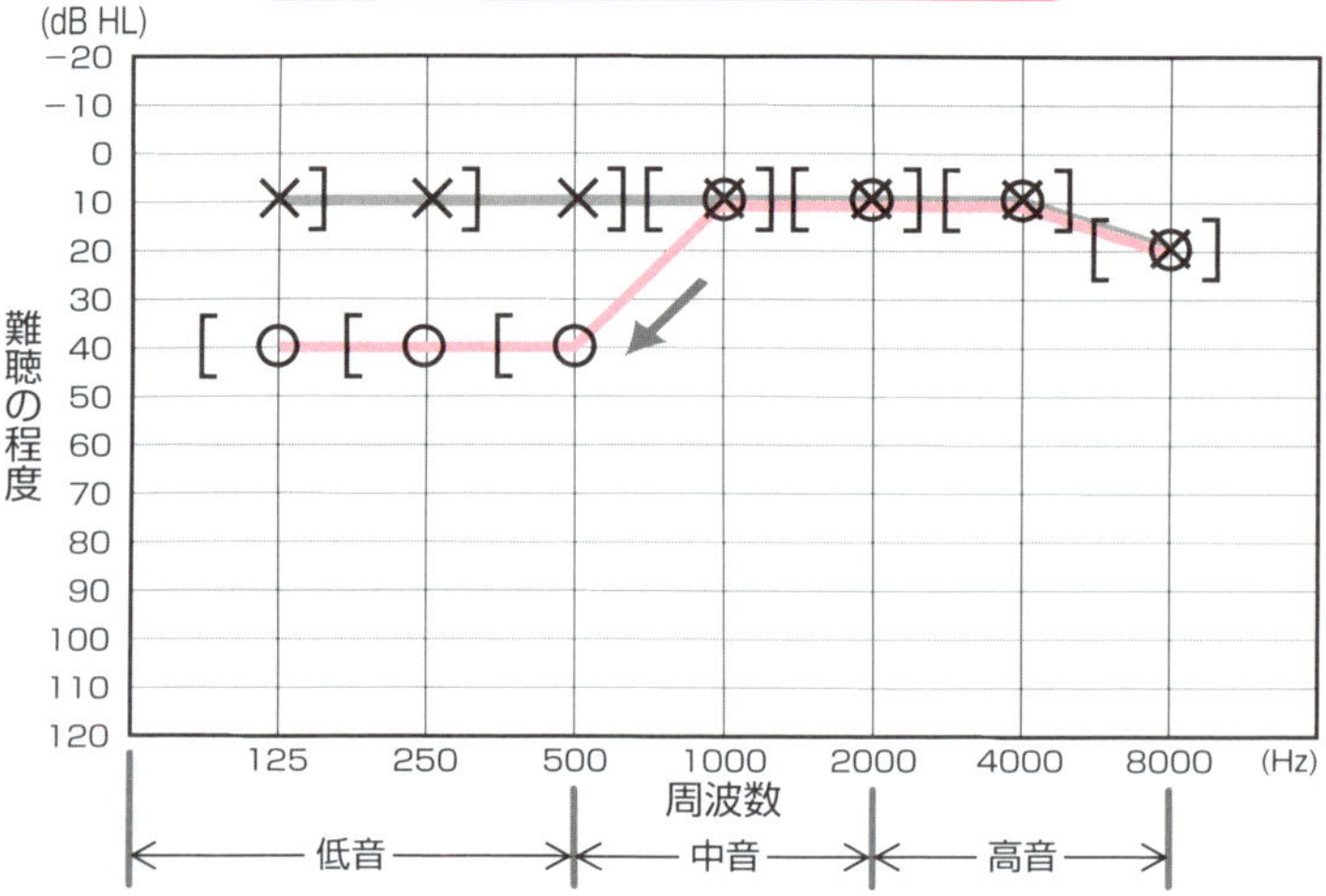

※横軸が音の高さ（周波数）、縦軸が難聴の程度を表す。この患者さんは右低音部（120, 250, 500Hz）の聴力が低下している。

繰り返しながら徐々に聴力が低下したり、反対の耳の聴こえも悪くなってしまうこともあります。

　メニエール病の場合、激しいめまい発作を起こしても生命に危険が及ぶことはありませんが、学業や仕事に支障をきたします。長期的な観察を必要とすることも多い病気です。

　診断は詳細な問診と、聴力検査および平衡機能検査によります。めまいがおさまっているときには検査で異常が認められないこともあります。

　聴力検査では、典型的には低音域を主とした聴力低下を繰り返します。初期のうちは聴力が低下しても正常にもどる場合もありますが、悪化・改善を繰り返すうちに聴力低下が元にもどらず、中音域および高音域の聴力まで低下するようになります。

　平衡機能検査では、めまい時に出現する眼球運動（眼振《がんしん》）をフレンツェル眼鏡や赤外線カメラを用いて観察したり、顔面（目のまわり）につけた電極を用いて眼球運動を記録・解析する検査（電

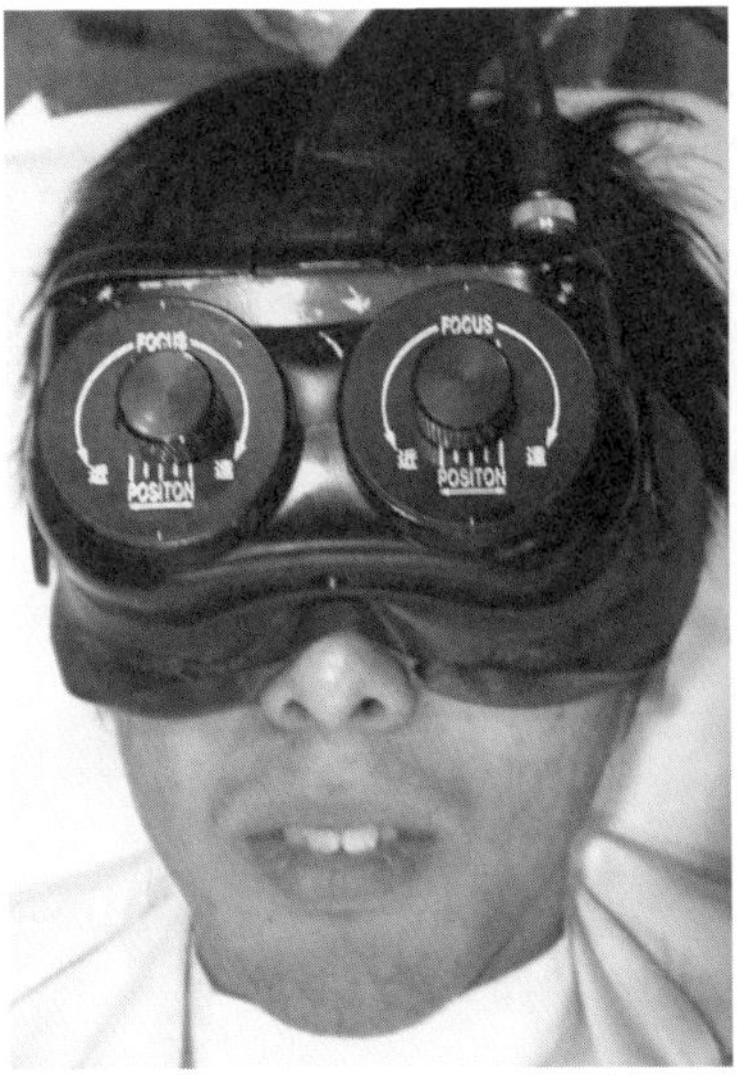

フレンツェル眼鏡

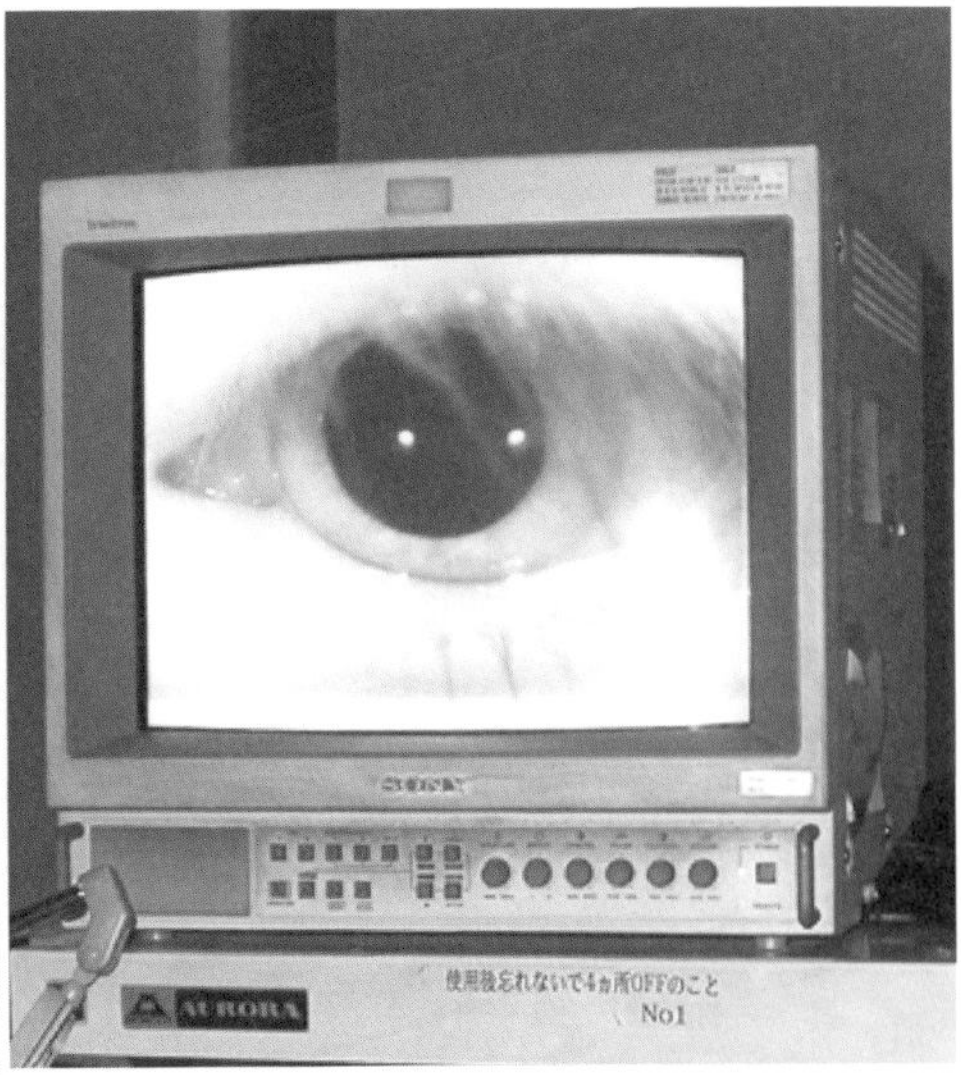

赤外線CCDカメラモニター

気眼振図）があります。

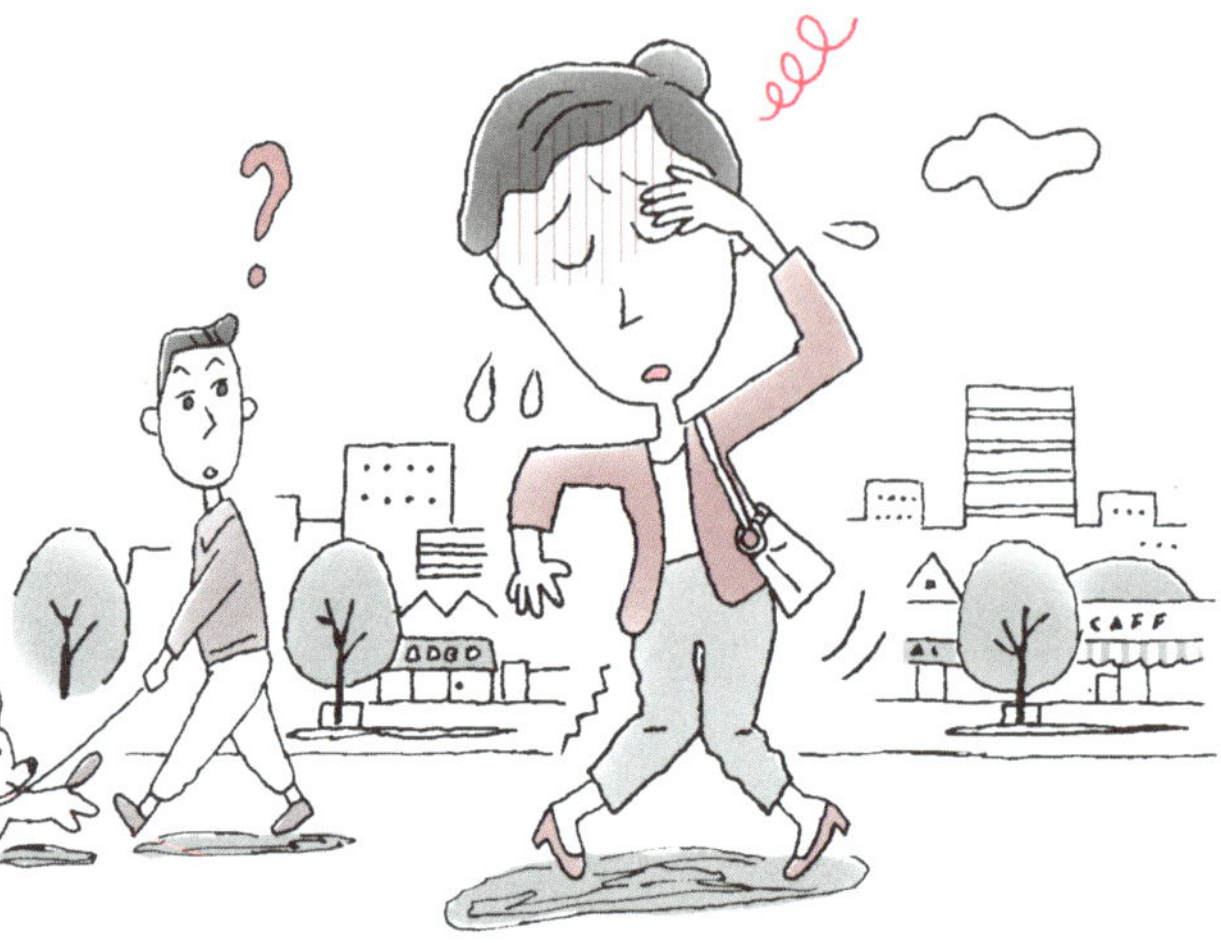

どんな治療をするか

まず、利尿薬を内服し、悪化すればステロイドを

内耳水腫の軽減および予防のために利尿薬を内服します。代表的な利尿薬にはイソソルビド（商品名：イソバイド、メニレットなど）やフロセミド（商品名：ラシックス）があります。柴苓湯《さいれいとう》などの漢方薬を用いることもあります。

最近では有酸素運動や大量の水分を摂取する療法が疾患コントロールに有効であるという報告もあり、また難治例に対しては中耳加圧療法を試みる場合もあります。

心身のストレスが誘因になる例もありますので、それを除去することも大切です。慢性疾患の一つと考え、急激に症状が悪くなったときのみでなく、症状がある程度落ち着いてからも発作の予防のために内服を続け、経過をみていくことが大切です。

これらの薬物を用いているにもかかわらずめま

いのコントロールが困難な場合や、聴力が急激に悪化する場合、また聴力の悪化が高度で両耳におこりかつ進行性である場合などにステロイドを投与します。聴力が急激に悪化する場合にはステロイドを点滴もしくは内服で一定の期間に限って、大量から徐々に減らしながら投与します。

薬物療法が有効でない場合には手術療法を行うこともあります。

ステロイドの用い方

症状にあわせて初期投与量を決定

ステロイドを投与する目的や症状の程度にあわせて初期投与量・投与方法を決定します。急激に聴力が悪化した場合には急性感音難聴に準じて点滴もしくは内服でステロイドを投与します。

薬を急にやめるとかえって難聴やめまいの症状が悪化したり、ホルモンバランスが崩れて倦怠感などの症状が出現することがありますので、症状が軽快しても勝手に治療をやめることはせず、必ず医師の指示に従うようにしてください。

また全身投与する場合には糖尿病・胃潰瘍などの管理と副作用対策も必要です。

顔面神経麻痺

どんな病気か

突然に顔面の片側がゆがんでしまう

ある日突然片側の顔面がゆがんで、眼が閉じなくなったり口から食べ物や飲み物がこぼれやすくなる病気です。

軽症から重症のものまであり、高度麻痺の場合には顔面片側の動きがなくなって表情をつくることができなくなります。また流涙や味覚障害、音が響いて聞こえるなどの症状を伴うこともあります。

疾患の多くは顔面神経麻痺以外の症状を伴わないベル麻痺で、ヘルペスウイルスの関与が考えられています。難聴・耳鳴・めまい・耳の痛みなどを伴う場合は耳帯状疱疹（ハント症候群）が考えられます。また、まれに顔面神経の走行領域に存在する腫瘤性疾患（耳下腺腫瘍、聴神経腫瘍など）や中耳炎の内耳への波及、脳梗塞や外傷も顔面神経麻痺の原因となります。

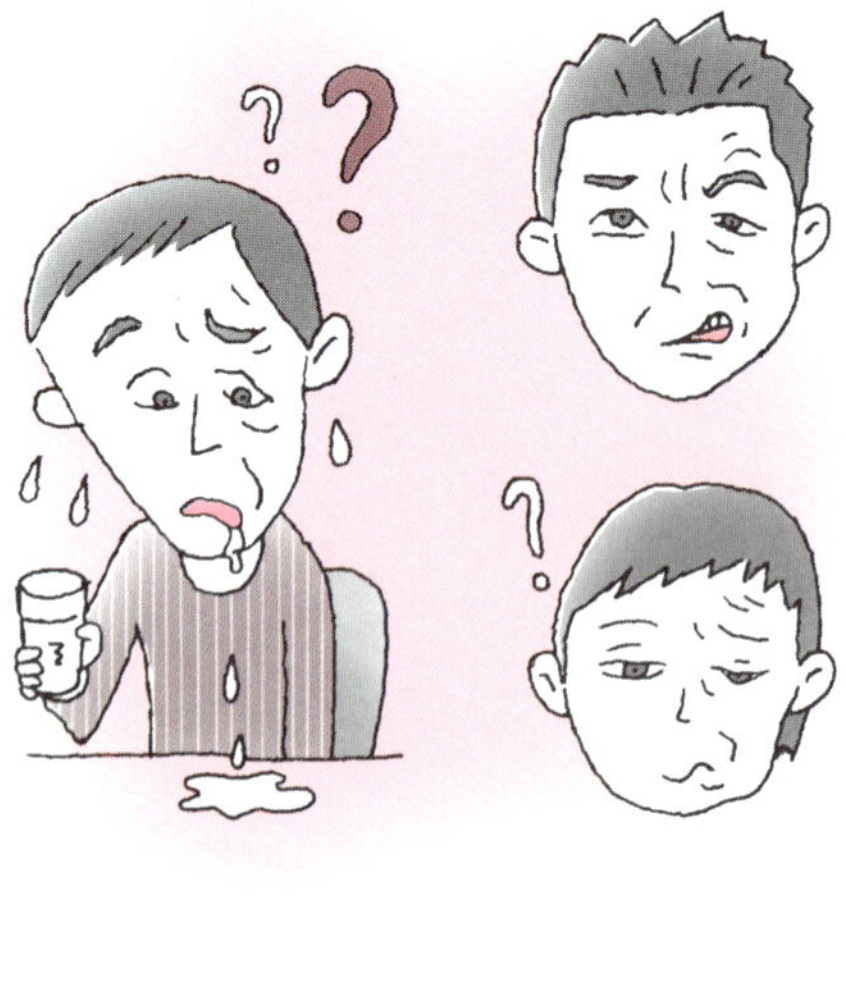

どんな治療をするか

発症時期や程度、原因により治療法は異なる

顔面神経麻痺の発症時期や程度、原因により治療法が異なりますが、基本的にはステロイドの内服もしくは点滴投与と神経賦活剤・ビタミン剤の内服、およびマッサージなどの理学療法が中心となります。

帯状疱疹ウイルスが原因であると考えられる場合には抗ウイルス剤を投与したり、中耳炎が原因である場合には抗菌薬の投与や手術が必要になります。

麻痺が高度である場合には、手術（顔面神経減荷術）を行うこともあります。また精査の過程で腫瘍性疾患が明らかとなった場合は、その病気の精査治療も必要となります。

顔面神経麻痺の治療は遅くても麻痺が発症してから14日以内に行うことが推奨されており、早く開始するほうが治りがよいとされます。

ステロイドの用い方

ベル麻痺やハント症候群の治療に

◆ベル麻痺

発症７日以内に治療を開始する場合：軽度麻痺では、プレドニゾロン30㎎を10日間で漸減内服します。中等度麻痺の場合には、プレドニゾロン60㎎を10日間で漸減内服し、さらにバラシクロビル１０００㎎／日を5日間合わせて内服します。

高度麻痺の場合は、入院可能の場合、プレドニゾロン１２０～２００㎎を10日間で漸減点滴投与と、バラシクロビル１０００㎎／日を5日間内服します。入院ができない場合には中等症と同様にプレドニゾロン60㎎を10日間で漸減内服し、バラシクロビル１０００㎎／日を5日間合わせて内服します。

麻痺発症後8～14日以内に治療を開始する場合：軽症の場合には、ビタミンB_{12}、神経賦活剤、循環改善薬などで経過観察します。

中等症・高度麻痺の場合はステロイドは発症7日以内の場合と同じ投与方法となりますが、バラシクロビルの内服は必ずしも行いません。

◆ハント症候群

ステロイドの投与方法は発症7日内および発症8～14日に治療を開始する場合とも、ベル麻痺の場合と同様です。

抗ウイルス剤についてはバラシクロビル3000㎎／日もしくはファムシクロビル1500㎎／日を7日間投与しますが、高度麻痺で発症7日以内に治療を開始する場合のみ、点滴でアシクロビル750㎎／日を7日間投与することが推奨されています。

好酸球性中耳炎

どんな病気か

中耳の粘膜に好酸球を多く含む粘液が溜まる

中耳貯留液に多くの好酸球を認める中耳炎で、にかわ状の粘稠な耳漏、蒼白・腫脹した中耳粘膜などを特徴とします。

従来の治療に抵抗する難治性中耳炎で、多くの場合気管支ぜんそくを合併します。早期診断と早期治療開始が重要とされます。

どんな治療をするか

中耳貯留液の除去とステロイド点耳薬の投与

早く診断をつけ、症状のコントロールを行うことが大切です。局所処置としてにかわ状の中耳貯留液を除去し、ステロイド点耳薬を使用します。

また抗アレルギー剤の内服を併用することで局所ステロイド治療の回数を減らすことができる場合もあります。難聴が進行したり炎症が増悪したときには内服のステロイド剤を使います。

ステロイドの用い方

症状にあわせて投与量などを決めていく

粘稠な中耳貯留液を除去した後に、トリアムシノロンアセトニド水性懸濁液（ケナコルトA）の鼓室内注入を行います。

軽症例ではベタメタゾンリン酸エステルナトリウムの点耳も効果を示す場合があります。難聴が進行した時や炎症の増悪時などにはプレドニン換算で０・５㎎／kg程度から漸減で内服します。

　ステロイドの減量中止に伴い、難聴が再び悪化することがあるので慎重に観察しながら投与量を決めていきます。

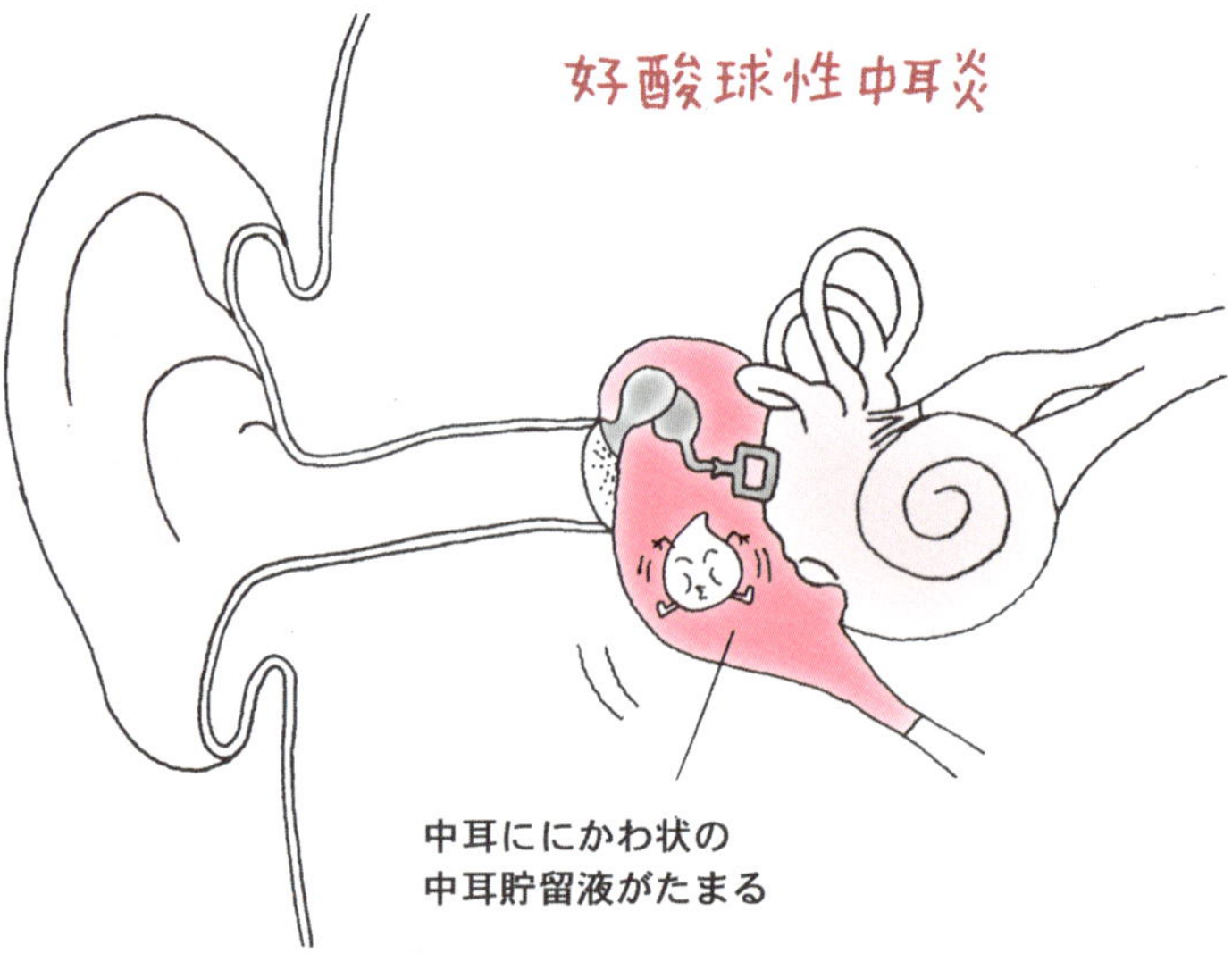

好酸球性副鼻腔炎

どんな病気か

再発することが多い難治性の副鼻腔炎

慢性副鼻腔炎の一つで、手術をしても再発することが多い難治性の副鼻腔炎です。鼻粘膜組織中に多くの好酸球の浸潤を認めます。

ぜんそくと合併することが多く、特に痛み止め（非ステロイド系抗炎症薬）を飲んだ後でぜんそく発作を起こしたことがある、両鼻に鼻茸《はなたけ》が多発する、においがわかりづらくなることが多い、ステロイドがよく効くといった特徴を持ちます。

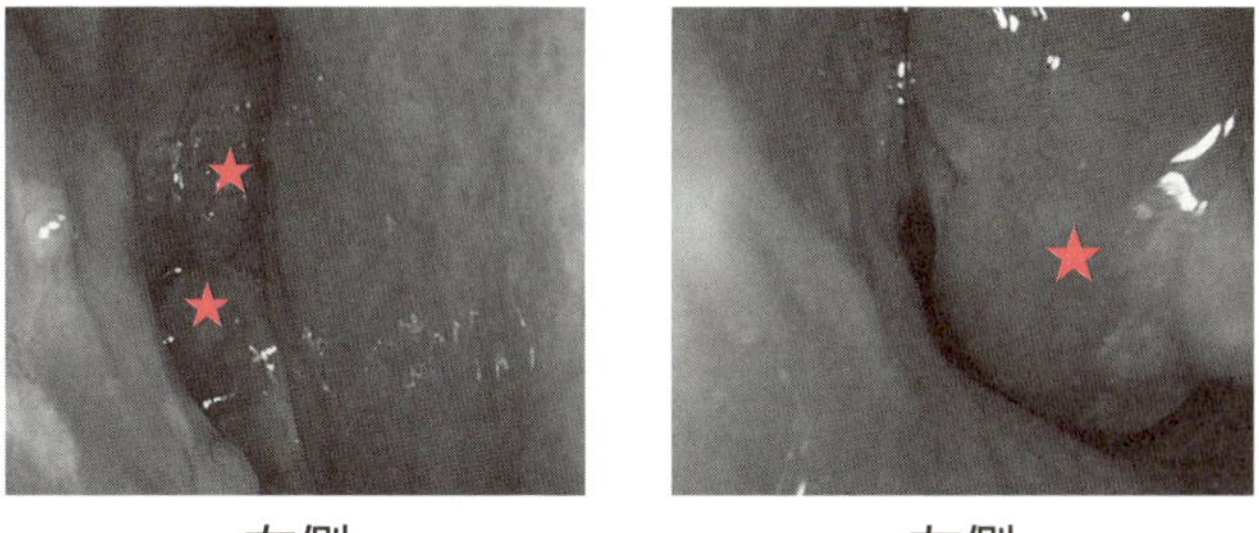

右側　　左側

両側鼻腔に鼻茸（★）が充満している

どんな治療をするか

初期治療には経口ステロイドがもっとも有効

経口ステロイドが著効します。鼻茸もかなり縮小しますが、全身への影響を考慮して多くは短期間の投与にとどめます。

症状が安定したら抗ロイコトリエン剤や気道粘液修復薬の内服、全身への影響がほとんどない点鼻ステロイドなどで治療を行います。また補助的に通常の副鼻腔炎の治療に用いる抗生物質であるマクロライドの少量長期投与を行うこともあります。

しかし鼻茸が再燃してステロイドを繰り返し使うことも多く、最終的には手術が必要となりますが、術後の再発率も高く難治性です。

手術の前後に短期間ステロイドを全身投与することで再発率を低くすることが見込まれます。

ステロイドの用い方

治療段階ごとに薬の種類を変えていく

経口ステロイドが著効することが多いため、治療開始時および急性増悪時にプレドニゾロン0・5mg／kg程度もしくはセレスタミン（ステロイドと抗ヒスタミン薬の合剤）を内服します。

また手術の前後にはプレドニゾロン20～30mg程度を経口投与し、漸減します。点鼻ステロイドは安定期にも継続して併用します。

突発性難聴

どんな病気か

突然に耳の聞こえが悪くなる

ある日突然片耳の聞こえが悪くなる病気です。耳鳴やめまいを伴う場合もあります。感冒などをきっかけに発症することもありますが、明らかな原因はわかっていません。

急激に聞こえが悪くなる他の疾患として、鼻をかんだり重いものを持ったりして内耳に圧変化が加わった後に生じる外リンパ瘻《ろう》などが鑑別疾患に挙がります。

ごくまれに聞こえや平衡の神経に腫瘍ができる聴神経腫瘍などの疾患が背後に隠れていることもあり、治療と並行して原因の検索を行います。

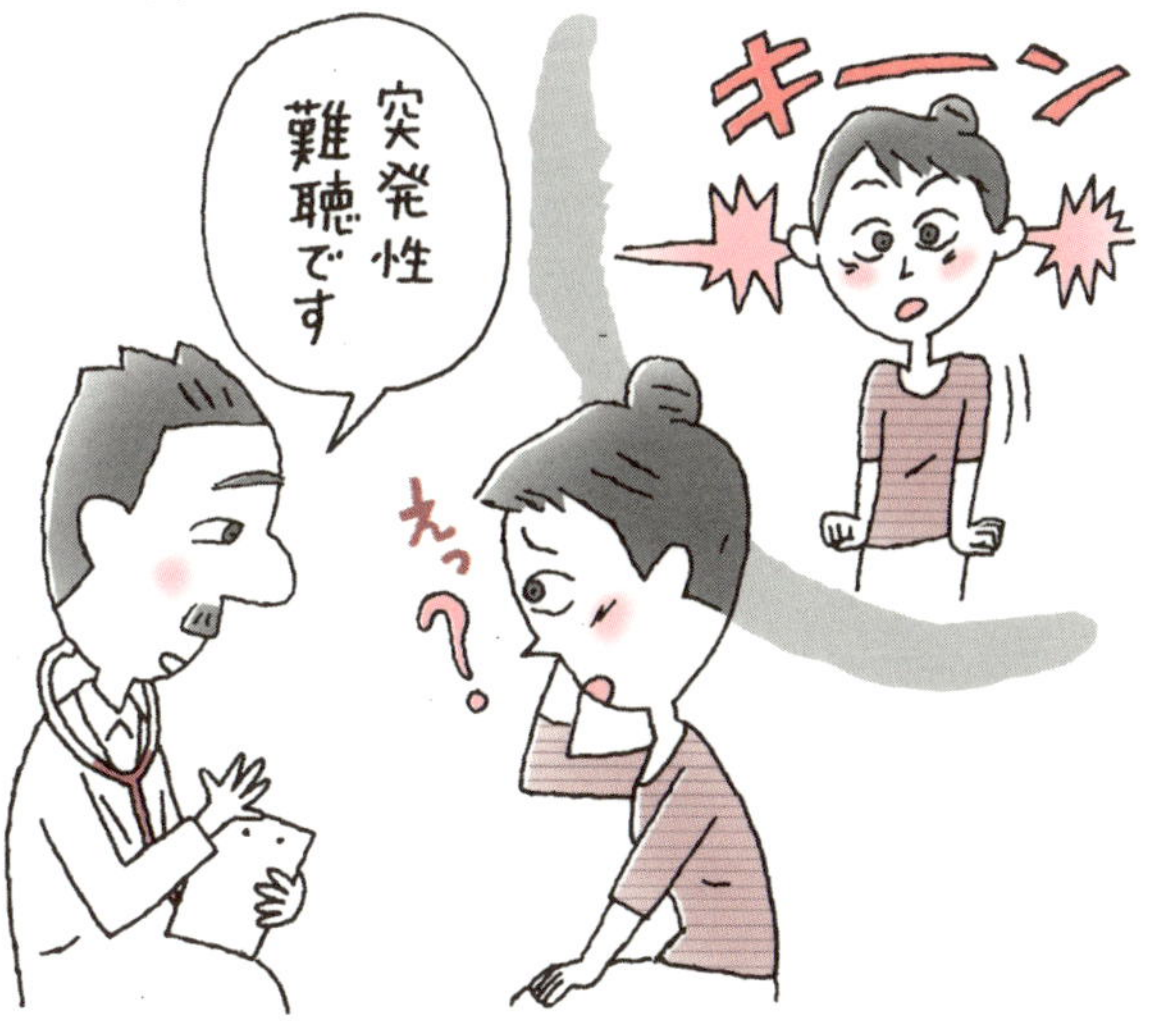

どんな治療をするか

ステロイドの内服薬や点滴投与による治療

原因が明らかとなっておらず、効果が証明された治療法もありませんが、多くの場合ステロイドの内服や点滴による治療が行われています。

発症2週間以内に治療を開始する方がよいとされており、ビタミン剤や代謝改善薬もあわせて投与されます。また鼓室内（鼓膜の内側）にステロイドを投与することもあります。

難聴が高度である場合に高気圧酸素療法を行うこともありますが、施行できる施設は限られています。

ステロイドの用い方

治療する施設によっても異なる

ステロイドの投与量や投与方法は、難聴の程度やほかの症状の有無、合併症の有無、また治療する施設により異なります。

糖尿病などの合併症がある場合や妊婦などステロイドの全身投与が困難である場合、また初期治療で難聴が軽快しない場合に、ステロイド液を中耳経由で投与する鼓室内ステロイド投与を行うこともあります。

アトピー性皮膚炎

どんな病気か

強いかゆみと発疹を繰り返す

乳幼児にはじまり、一部成人期まで持続することのある湿疹性皮膚疾患です。最近、成人型のアトピー性皮膚炎患者の増加が社会問題になっています。

アトピー性皮膚炎の診断は非常に強いかゆみがあること、各年齢で特徴的な発疹がでること、軽快と再燃を繰り返す病気であることが診断の目安になります。

現在、日本皮膚科学会では、アトピー性皮膚炎とは『増悪《ぞうあく》、寛解《かんかい》を繰り返す、瘙痒《そうよう》のある湿疹を主病変とする疾患であり、患者の多くはアトピー素因を持つ』と定義されています。そのアトピー

アトピー性皮膚炎が起こる機序は？

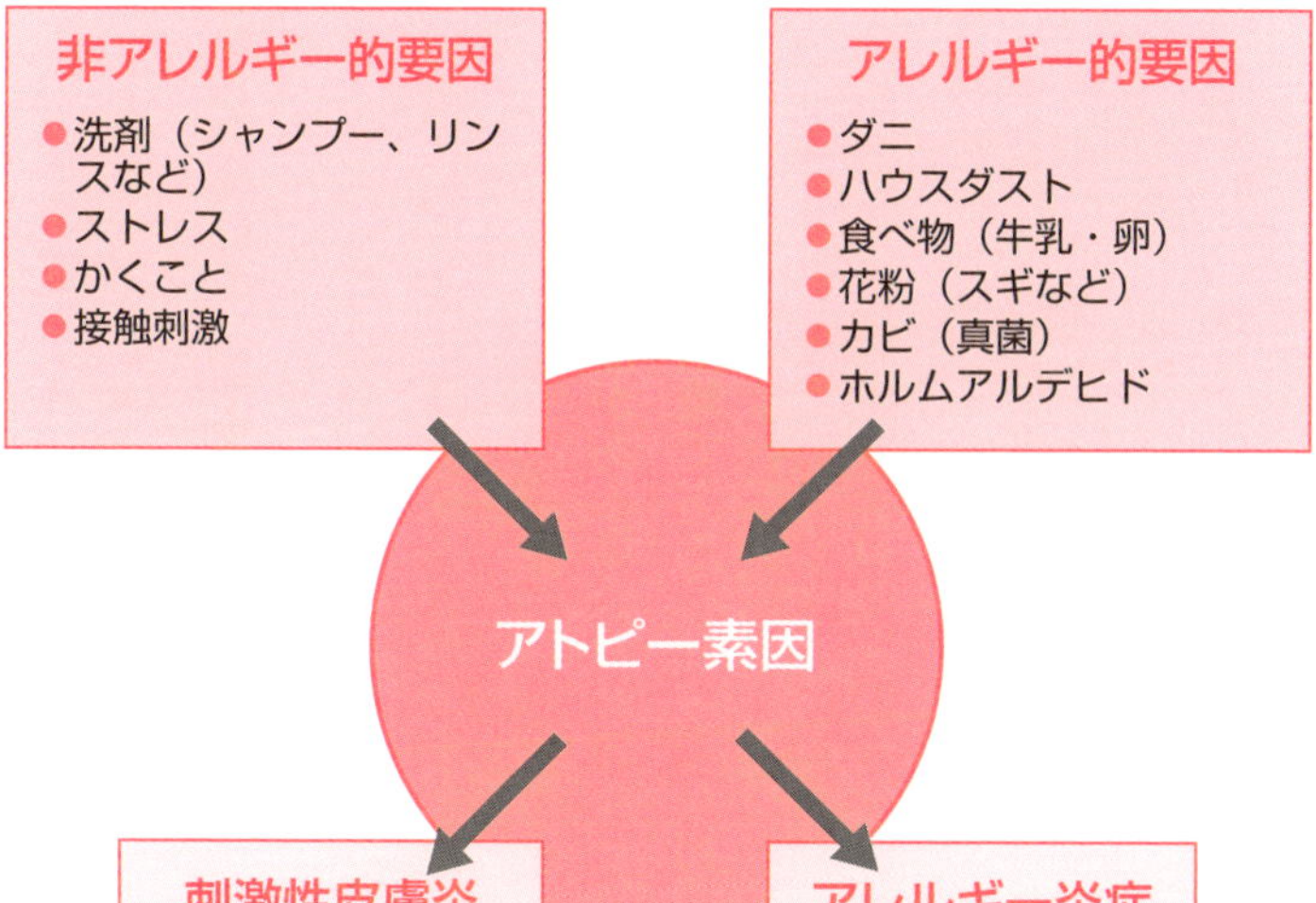

性皮膚炎が起こる機序は、アレルギー面からと、皮膚の易刺激性、つまり、軽微な刺激によっても容易にかゆみを誘発するドライスキンという非アレルギー面の両面から論じられていて、発症機序は非常に複雑と考えられています（前頁図）。

最近では、角質内の天然保湿因子の供給源であるフィラグリンというたんぱく質の遺伝子変異が角層バリア機能を障害する大きな原因と考えられてきています。

どんな治療をするか

薬・スキンケア・悪化因子の除去

アトピー性皮膚炎の治療法は現在、診療ガイドラインにより①薬物療法、②スキンケア、③悪化因子の除去の3本柱となっています（下図）。

アトピー性皮膚炎の治療法

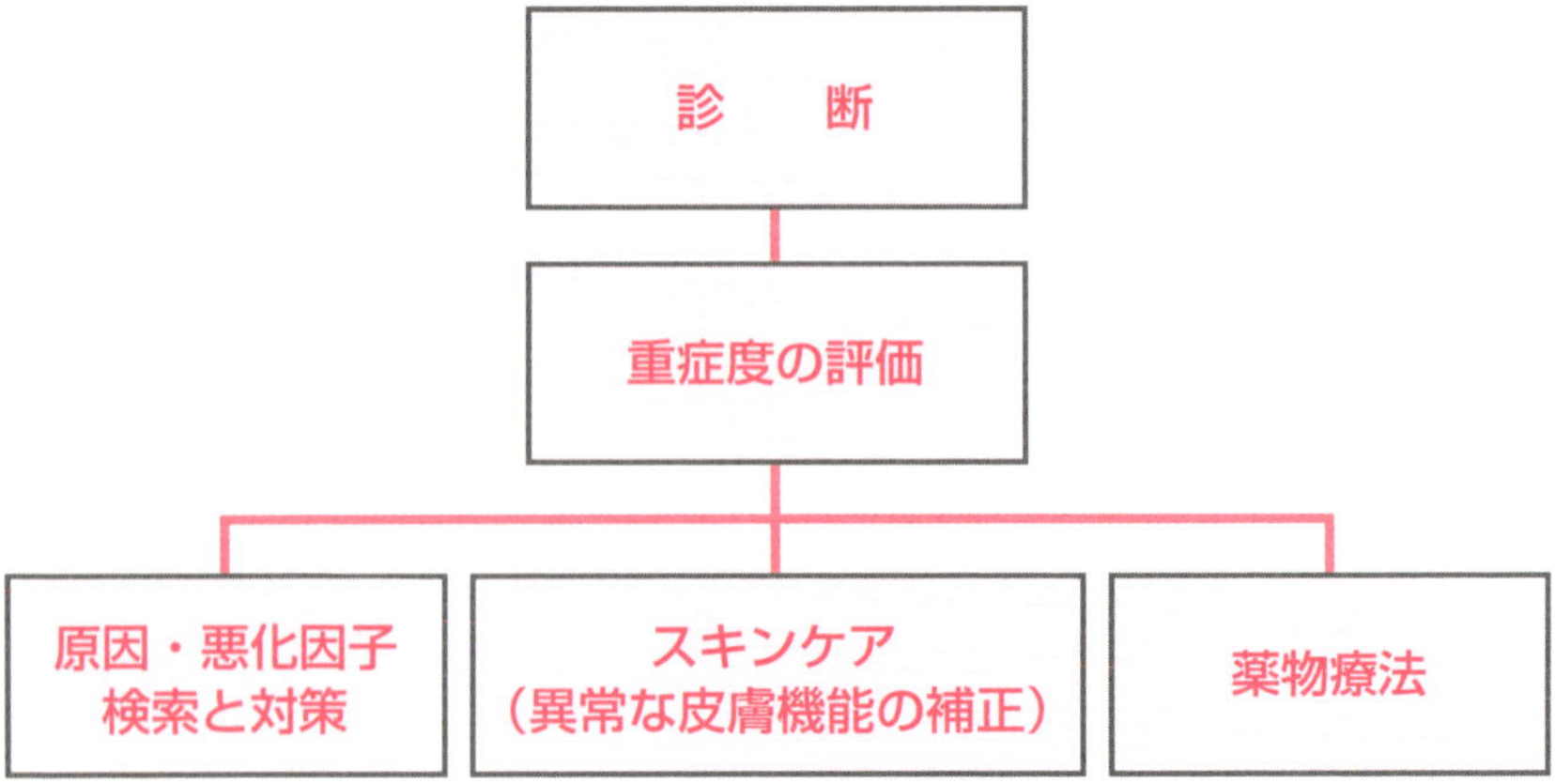

厚生労働省ガイドラインの概略

ステロイド外用薬の用い方

不必要な使用は避け、よくなれば保湿剤に変更するか弱いステロイド外用薬を間歇的に外用

原則的にはアレルギー炎症を起こす物質をできるかぎりみつけ出し、除去する必要があります。それにもかかわらず皮膚に炎症が生じるときには、強力な抗炎症薬であるステロイド外用薬を主とする抗炎症薬で治療を行います。しかし、皮膚の状態を十分把握し、軽快時には不必要なステロイド外用薬の使用は避け、保湿剤に変更するなど細かい対応が必要です。ステロイド外用薬は皮膚の状態によって基剤、種類、量などを変えるようにします。

最近「プロアクティブ療法」という治療法が注目されています。皮膚の炎症がなくなってもある程度の期間、ステロイド外用薬の少量もしくは間歇的外用を続ける治療法です。プロアクティブ療法は皮膚症状の再発を抑制できるだけでなく医療経済的にも効果があることが示されています。

ステロイド外用薬の種類

血管収縮作用と効果によって5段階に分類

ステロイド外用薬の開発はめざましく、現在30種類が開発されています。ステロイド外用薬は、皮膚血管収縮作用と臨床効果より、ストロンゲスト、ベリーストロング、ストロング、ミディアム、ウイークの5段階に分類されています（次頁図）。

それぞれのステロイド外用薬は基剤の種類、つまり軟膏、クリーム、ローション、スプレーなどの剤型によっても分けられます。基剤の種類などで効果に差が出ることがあります。

ステロイド外用薬（一般名と主な商品名）

●ストロンゲスト	クロベタゾールプロピオン酸エステル（デルモベート）、ジフロラゾン酢酸エステル（ジフラール）
●ベリーストロング	ジフルプレドナート（マイザー）、ジフルコルトロン吉草酸エステル（ネリゾナ）、ベタメタゾン酪酸エステル（アンテベート）
●ストロング	ベタメタゾン吉草酸エステル（リンデロン）、ベクロメタゾンプロピオン酸エステル（プロパデルム）、フルオシノロンアセトニド（フルコート）
●ミディアム	ヒドロコルチゾン酪酸エステル（ロコイド）、アルクロメタゾンプロピオン酸エステル（アルメタ）、クロベタゾン酪酸エステル（キンダベート）
●ウイーク	プレドニゾロン（プレドニゾロン）

（　）内は商品名

年齢別・部位別のステロイド外用薬

小児・高齢者、皮膚の薄い部位には弱いステロイド

皮膚症状、皮疹の部位、範囲、年齢に応じて適切なステロイド外用薬を選択する必要があります。

まず、年齢、部位によりステロイド外用薬の第一選択は異なります。小児ではステロイド吸収が高く、また高齢者では角層という皮膚のバリアの脱落と新生が遅く、ステロイドの影響が皮膚で長時間残存するために、これらの年齢層にはミディアムなどの弱いステロイド外用薬を第一選択とします。

また顔、頸部、陰嚢なども皮膚が薄いためステロイド経皮吸収が高く、弱いステロイド外用薬で十分です。しかし、皮膚病変が重症な時は、顔でもベリーストロングのステロイド外用薬が必要なこともあります。またステロイドが経皮吸収されにくい手のひらや足の裏では、強いステロイド外用薬がしばしば必要となります。ストロンゲスト、ベリーストロングなどのステロイド外用薬は、抗炎症効果が強力ですが副作用も強いため、よく注意して使用する必要がある薬です（上図）。

ステロイド外用薬の基剤の選択法

軟膏、クリーム、ローション、スプレーがあるので使い分けて使用

ステロイド外用薬の基剤は、軟膏、クリーム、ローション、スプレーなどがあります。軟膏基剤が最も多く用いられていますが、患者によってはべたつき感を嫌う人もあり、そのようなときはクリーム基剤とします。

軟膏基剤は、乾燥した局面、慢性病巣、軽度のジクジクした局面などあらゆる病巣で使用できますが、急性の湿潤病巣では、局所の不快感を誘発し適さないこともあります。また局所のべたつき感、てかてかとした感じが患者さんによっては好まないこともあります。

クリームは乳剤性基剤で、油脂と水とを界面活性剤を用いて乳化しています。

ローション基剤は、主に頭髪部に使用されています。また液体であるため病巣を乾燥させる作用もあり、湿潤局面でも使用できます。スプレーも頭髪部などで使用されますが、一次刺激性に注意する必要があります。

その他、テープ剤もあります。テープ剤は簡易ステロイド密封療法として開発されました。経皮吸収量が多くステロイドの効果は強力ですが、皮膚萎縮などの副作用も出現しやすいので、痒疹《ようしん》（かゆみの強い固いブツブツ）、苔癬《たいせん》化（ゴワゴワした固い慢性湿疹の皮膚）局面などに限定する必要があります。

ステロイド外用薬の外用法

薄く伸ばして、決してすり込まず、やさしく

ステロイド外用薬の外用法は大きく3種類に分けられ、単純塗布法、重層療法、密封療法があります。

1．単純塗布法：ステロイド外用薬の基本的な外

用法で、最も多く用いられているものです。1日1回から2回病巣に塗るだけですが、小局面では指の腹を用い、広い局面では手のひらを用いて皮膚に刺激を与えないように、できるだけやさしく外用することが大切です。決してすり込む必要はなく、手のひらを用いる時は手のひらの上で外用剤を暖めて、できるだけ薄く伸ばすように塗るのがコツです。

2. 重層療法：ステロイド外用薬を単純塗布した上に、亜鉛華軟膏などの古典的外用薬をガーゼやリント布などに薄く伸ばして貼りつけ、包帯で固定する方法です。単純塗布療法よりステロイドの経皮吸収がよく、治療効果も良好であるため、急性の湿潤局面、痒疹、苔癬化局面など重症な皮膚症状に適しています。

3. 密封療法（ODT療法）：単純塗布のとき、より厚めに外用薬を病巣に塗布し、塗布部をポリエチレンフィルムでおおう方法です。基剤としてはクリーム基剤がよく用いられています。皮膚が厚くなった苔癬化病巣、痒疹など慢性皮膚病巣に用いられます。ステロイドの経皮吸収がよく、臨床効果は単純塗布法よりはるかによいのですが、皮膚萎縮など副作用も出現しやすく、現在ではあまり用いられなくなってきました。

Q ステロイド外用薬の種類はどうしたらよいのか？

A 医師が患者さんにあった薬を選択

ステロイド外用薬の種類は医師が患者さんの年齢、皮膚の重症度で決めます。軽症なときはミディアム以下、最重症でもベリーストロング以下となっています（154頁図）。

Q　ステロイド外用薬はどの程度の量を塗ったらよいの?

A　外用量は0・5gが目安

外用量はfinger-tip-unit（FTU）という外用量の目安があります。1FTUは径5㎜のチューブから押しだされる、成人の人差し指の先から第一関節までに乗る軟膏量であり、概ね0・5gに相当します。ローションの場合1円玉の大きさのローションの量が0・5gです。1FTUで大人の両手掌がカバーできます。背中全体を外用するためには7FTUの軟膏が必要です（155頁図）。皮膚の重症度でも必要なステロイド外用薬の量は変わります（次頁図）。

Q　ステロイド外用薬は何回外用したらよいの?

A　強い炎症時には、1日2回

急激に増悪して皮膚の炎症が強いときは1日2回外用して早く軽快させ、軽快したら1日1回外用と回数を減らします。

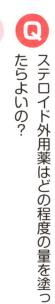

注意すべきステロイド外用薬の副作用とその対策

Q　ステロイド外用薬を長期間使うと、皮膚が萎縮するのは本当か?

A　変化に気づけば、弱いステロイドや保湿剤に変更

本当です。ステロイドは多種にわたる薬理作用により種々の副作用が引き起こされます。また外用薬の量、強さにより、全身的な副作用と局所的

アトピー性皮膚炎のステロイド外用薬の使用法

薬物療法の基本例

➡ 十分な効果が認められない場合（ステップアップ）
⬅ 十分な効果が認められた場合（ステップダウン）

	軽症	中等症	重症	最重症
	面積にかかわらず軽度の皮疹のみみられる	強い炎症を伴う皮疹：体表面積の10%未満	強い炎症を伴う皮疹：10%以上30%未満	強い炎症を伴う皮疹：30%以上 原則一時入院
	保湿剤・保護剤（軽症から最重症まで使用可能）			
2歳未満	全年齢 必要に応じてステロイド外用薬（ミディアム以下）	ステロイド外用薬（ミディアム以下）	ステロイド外用薬（ストロング以下）	ステロイド外用薬（ストロング以下）
2歳～12歳		タクロリムス0.03%（2～12歳以下）***ステロイドの使用が適切でない部位		
		ステロイド外用薬（ストロング以下）	ステロイド外用薬（ベリーストロング以下）	ステロイド外用薬（ベリーストロング以下）
13歳以上		タクロリムス0.03%（13～15歳）***ステロイドの使用が適切でない部位 タクロリムス0.1%（16歳以上）***ステロイドの使用が適切でない部位		
		ステロイド外用薬（ベリーストロング以下）	ステロイド外用薬（ベリーストロング以下）	ステロイド外用薬（ベリーストロング以下）
使用する軟膏量の目安（5gチューブ）	ごく少量	0.5本以内（2.5g）5FTU	0.5～1.5本（7.5g）15FTU	1.5～5本（25g）50FTU
内服薬	抗ヒスタミン薬・抗アレルギー薬・漢方薬（必要に応じて使用する）			
				経口ステロイド（必要に応じて一時的に）
				シクロスポリン（ネオーラル®）**,***

使用する場合は入院のうえ、専門医と連絡をとりながら使用する。
**16歳以上で最重症の患者が適応。3カ月以内に休薬する。
***添付文書にしたがい使用する。

厚生労働省アトピー性皮膚炎治療ガイドライン（2015年）

な副作用を引き起こします。

局所的な副作用としては、皮膚の萎縮、血管壁がもろくなること、毛や脂腺が非常に活性化するなど、これらはいずれもステロイドの薬理作用が極端にあらわれたものと考えられます。このような副作用は、ストロンゲストなどの非常に強いステロイド外用薬を長期間外用し続けるときに起こります。急性の皮膚炎症で、一時的に強いステロイド外用薬を使用しても炎症が治まったときは、弱いステロイド外用薬や保湿剤に変更してください。適切なステロイド外用療法を行うと、このような副作用は予防できます（次頁図）。

Q　ステロイド外用薬の重い副作用が出ることはないか？

A　非常に強い外用薬を毎日、大量に長期間使うと全身的な副作用が出現

全身的な副作用としては、大量、長期投与により副腎皮質機能不全、発育障害、感染症を起こし

部位による軟膏使用量（成人）

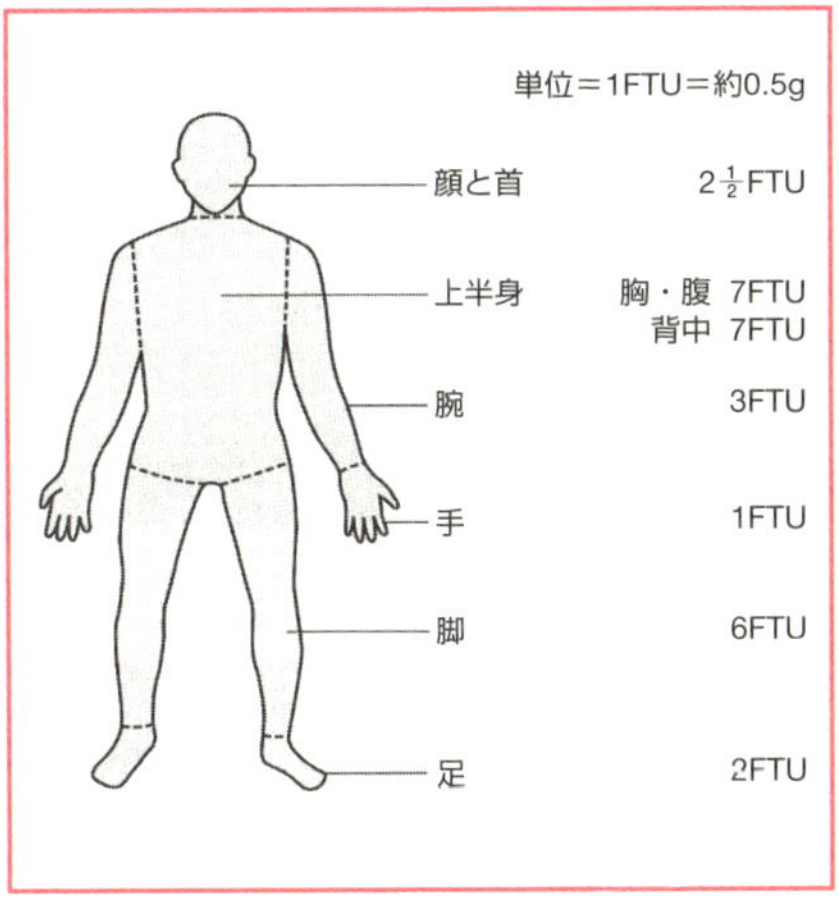

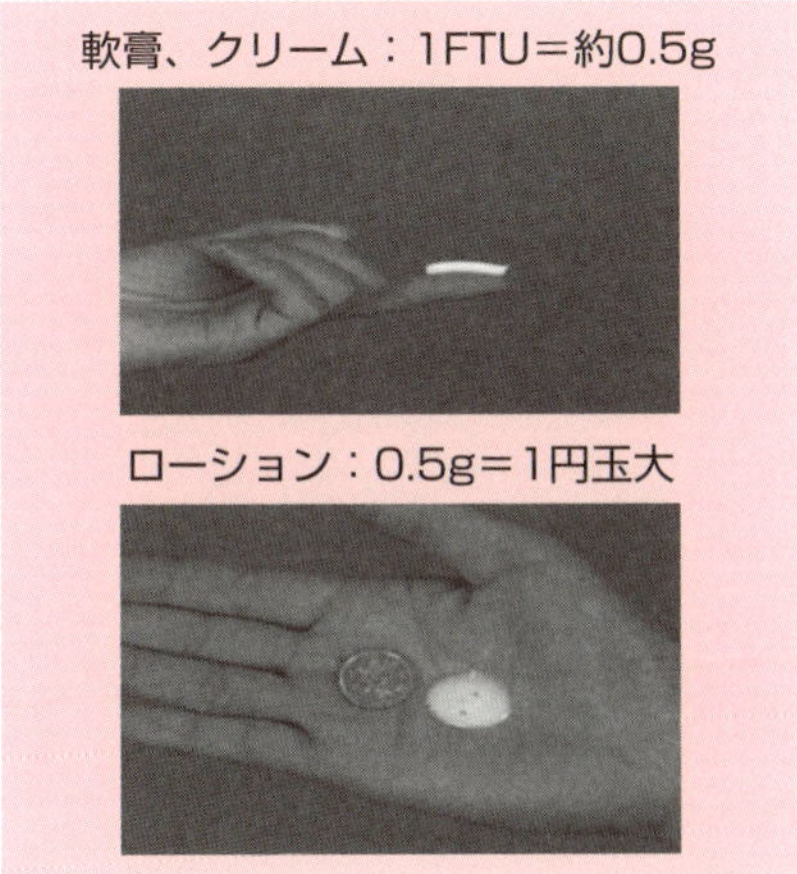

皮膚症状が改善したら弱いステロイド外用薬に変更

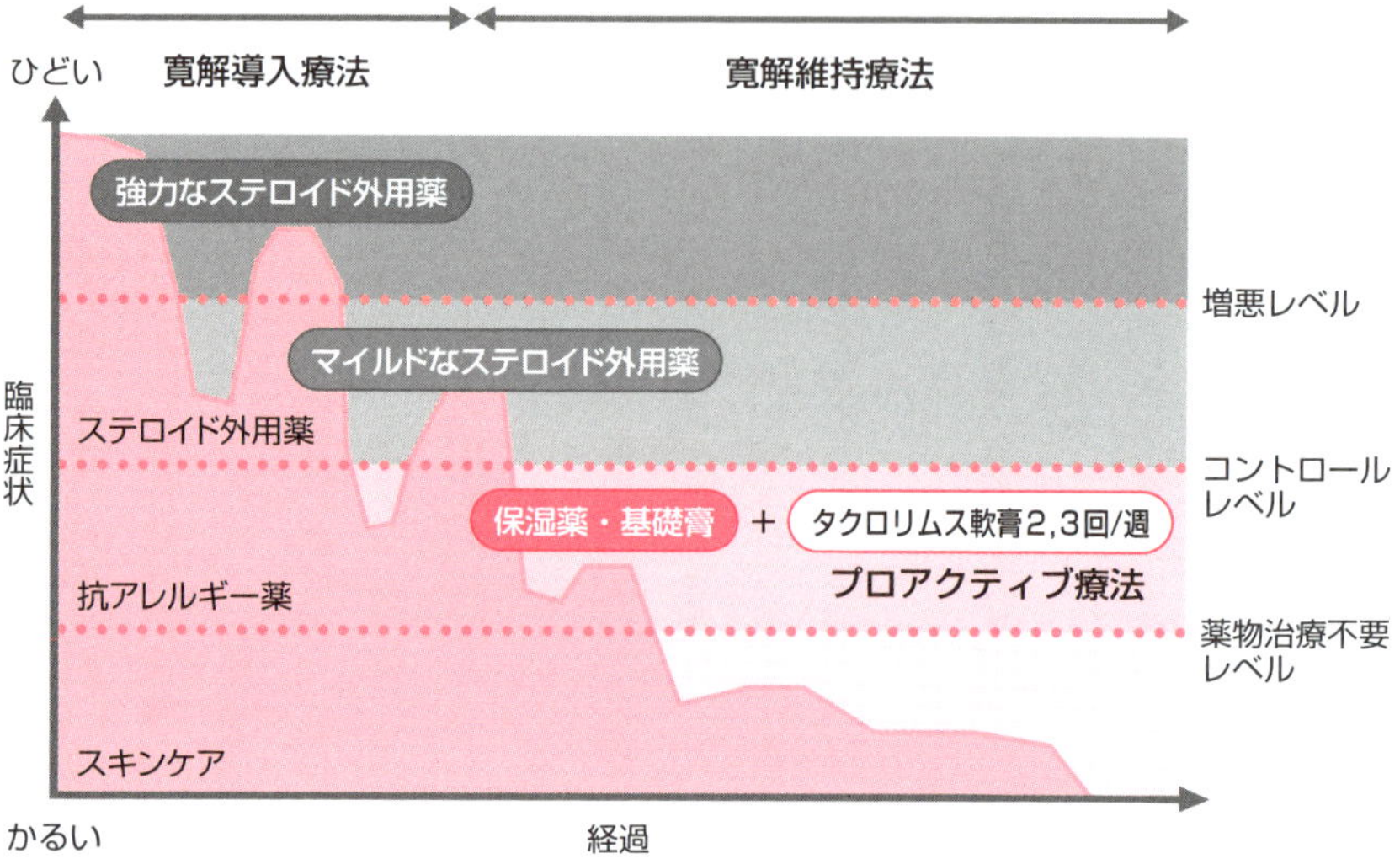

やすいなどの重い副作用がでることがあります。しかし、全身的な副作用は、ストロンゲスト程度のステロイド外用薬を毎日大量に長期間外用しないと起こりません。

また、ステロイドの免疫抑制による感染症の誘発の重症例として、カポジ水痘様発疹症という病気があります。これはアトピー性皮膚炎における単純性ヘルペスの初感染で、全身に水痘（水ぼうそう）のような水疱ができ、発熱、全身の紅斑などの重篤な症状が起こることもあります。カポジ水痘様発疹症では多くの場合、長期間強いステロイド外用薬を使用していますので、早期にアトピー性皮膚炎の増悪因子を検索するなど、原因を除いて、ステロイド外用量を減らすことにより、このような副作用は予防できます。

Q　ステロイド外用薬の副作用を予防するためにどのような点に気をつけたらよいのか？

A　安易に強いステロイド外用薬を使い続けないように

ステロイドの副作用を防ぐために、現在使用しているステロイド外用薬の効果がみられないときでも、安易にステロイド外用薬の強さのランクを上げないようにします。そして、アトピー性皮膚炎を悪化させている因子を再度検索し、明らかにして、その原因を除く必要があります。

また、皮膚病変が軽快してきたら、漫然と同じステロイド外用薬を使用せずに、現在の皮膚病変に必要な強さのステロイド外用薬にランクを落とすか、タクロリムスなどの免疫調整薬などに変更します。皮膚病変がほとんど軽快している時は、保湿剤のみにすることも大切です。

Q　その他にステロイド外用薬の副作用はあるか？

A　ステロイド外用薬が原因のかぶれもある

薬理作用とは別に生じる副作用としては、ステロイド外用薬によるアレルギー性接触皮膚炎（かぶれ）があります。アレルギー性接触皮膚炎はどのような外用薬でも起こしますが、ステロイド外用薬でも報告されていますので、ステロイド外用薬を外用してむしろ悪化するときは疑う必要があります。

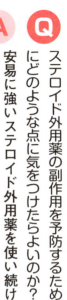

Q　ステロイド外用薬以外にはどのような外用薬があるのか？

A　タクロリムス軟膏には抗炎症作用があり、顔の紅斑に有用です。プロアクティブ療法でも使われます。

ステロイド外用薬の長期外用による副作用が問題となり、急速に開発された薬剤があります。ただし、ステロイド外用薬に比べて抗炎症効果が弱く、「アトピー性皮膚炎診療ガイドライン」では抗炎症作用はきわめて弱く、接触皮膚炎を起こすことが多く、その適応範囲はきわめて限定的であるとされています。代表的な非ステロイド系外用薬であるブフェキサマク（商品名：アンダーム）は2010年に製造を自主的に中止しました。その他はイブプロフェンピコノール（商品名：スタデルム、ベシカム）、ベンダザック（商品名：ジルダザック）などです。その特徴は皮膚萎縮、酒《しゅ》皶《さ》様皮膚炎などの副作用がないため、顔、頸部などにも使用でき、免疫能の抑制はないことなどの長所があります。しかし、中等度以上の病変では効果が期待できず、また刺激性、アレルギー性皮膚炎を起こすことがまれではないなどの欠点もあり、外用に否定的な専門家もいます。

　また、近年、免疫調整薬であるタクロリムス軟膏（商品名：プロトピック軟膏）がステロイド外用薬に代わりうる外用薬として使用されています。タクロリムス軟膏はストロング程度のステロイド外用薬と同等の抗炎症作用があると考えられています。皮膚刺激性がありますので、びらん（皮膚にきずがある状態）のある皮膚には使用できません。特に顔の紅斑には有用です。また、プロアクティブ療法でタクロリムス軟膏が使われることがあります。プロアクティブ療法は皮膚の炎症が治まってきてもステロイド外用薬やタクロリムス軟膏を週に数回、間歇的に持続的に外用する治療法です。長期的にみると皮膚のよい状態が持続して再発しにくくなると言われています（156頁図）。

Q　子どもにステロイド内服薬が処方された。悪い影響はないか？　できれば避けたいが、できる限り短期間の使用に

A

　アトピー性皮膚炎を治療していく上で、副腎皮質ステロイドの内服は非常に特殊な場合に限られます。急激に皮膚症状が悪化し紅皮症化（全身が赤くなった）したときや、症状の範囲が広くステ

ロイド外用のみでコントロールできないときに限られ、決して安易に使用すべきではありません。

またステロイド内服を開始しても、長期にわたり漫然と投与せず、炎症が抑えられた段階でリバウンド現象（ステロイド内服を急激に中止すると炎症が再燃すること）に注意しながら減量する必要があります。特に小児のアトピー性皮膚炎の患者には成長障害に注意を払い、長期にわたるステロイド内服療法は避けるべきです。最新のアトピー性皮膚炎診療ガイドラインでも、最重症のアトピー性皮膚炎にのみ一時的に使用することとなっています。

Q　ステロイド外用薬で炎症が抑えられたときはどのような保湿剤を外用したらよいか？

A　季節や肌の状態にあわせて上手に使う

保湿剤は下表に示されるように多くの種類があります。しかし、各製品によりその保湿機能、塗り心地が異なり、季節、湿度、生活環境、肌の違いなどにより塗り分ける必要があります。

基本的に、夏などの湿度が高く汗などにより肌が潤っている季節には、ヘパリン類似物質含有クリーム（商品名：ヒルドイドクリーム）、親水軟膏、吸水軟膏、ウレパールなどのクリーム基剤が

保湿剤　（　）内は商品名

①古典的外用薬
亜鉛華軟膏、親水軟膏、吸水軟膏、親水ワセリン、マクロゴール軟膏（ソルベースなど）

②医薬品
ビタミンA油（ザーネ軟膏）、ビタミンE配合剤（ユベラ軟膏）、ジメチルイソプロピルアズレン（アズノール軟膏）、ヘパリン類似物質（ヒルドイドクリーム）、尿素配合剤（ウレパールクリーム、ケラチナミンコーワクリーム）、イブプロフェンピコノール（スタデルム軟膏）

③医薬部外品
化粧品オリーブ油、コラージュクリーム、ハンドクリーム、コールドクリーム、ベビーオイル

適しています。またヒルドイドローションなどのローション基剤の保湿剤も推奨されます。冬の湿度が低い時にはワセリン、アズノール軟膏（商品名）などの軟膏基剤を選択することが多いです。

また、肌の状態により考慮して使います。びらん局面、かききずには、尿素軟膏やクリーム基剤は刺激により疼痛を伴うこともあり、注意が必要です。

保湿剤の外用方法は、入浴後に皮膚を清潔にした状態で、手のひらで保湿剤を温め、よく伸ばし皮膚に刺激を与えないように優しく塗るのが最もよいと思います。決してすり込んだり、指の先で掻くように外用したりしないことです。

また、入浴後だけでなく、寒気にさらされた後、水泳後、運動して発汗後や泥遊びなどで肌が汚れた時には、シャワーなどで十分に体を洗った後に保湿剤の使用が必要となります。保湿剤は湿疹病変の予防だけではなく、炎症徴候が軽度となった病巣、発赤がない慢性の皮膚病変などにも用いられ、白色ワセリン、尿素軟膏、亜鉛華軟膏などの古典的外用薬のみで十分なことが多いです。

保湿剤をうまく使用すれば、ステロイド外用薬による副作用を予防でき、効果的にステロイド外用薬を使用できるようになります。

接触皮膚炎（かぶれ）、湿疹

どんな病気か

かぶれは異物を排除しようとする体の防御反応

接触皮膚炎（かぶれ）とは、外来性の刺激物質やウルシやニッケルなどの抗原（ハプテン：分子量が低分子量のアレルゲン）が皮膚に接触することによって発症する、かゆみを伴った、ジクジクする湿疹性の炎症反応を呼んでいます。

接触皮膚炎の原因物質が慢性に皮膚に作用すると慢性接触皮膚炎となり、皮膚の肥厚《ひこう》が起こり苔癬化（皮膚が硬くゴワゴワした状態）局面を形成し、その中に急性の症状が混在した形態をとることもあります。

急性期の組織反応は、真皮上層からTリンパ球が表皮に浸潤し、表皮細胞を障害し、海綿状態と

アレルギー性接触皮膚炎

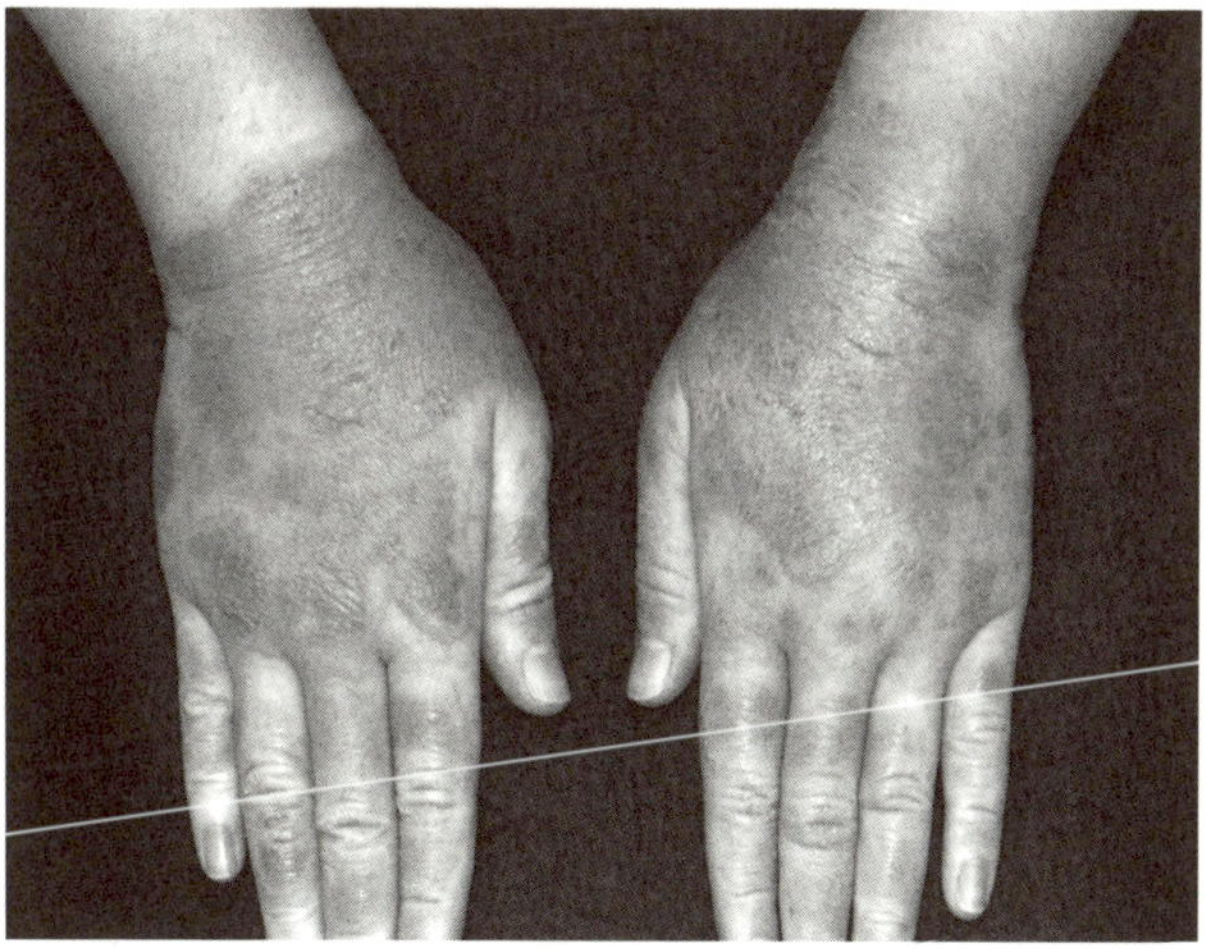

塩化ビニル手袋によるかぶれ

呼ばれる組織変化を起こします。この反応がさらに進むと、表皮内水疱《すいほう》が形成されます。

これらの皮膚症状は、外界からの異物（接触アレルゲン）に対する生体の異物排除機構の作動に伴い形成された、一種の防御反応です。

接触皮膚炎の症状は、急性期と慢性期により異なります。急性反応では、紅斑、丘疹《きゅうしん》、膿疱《のうほう》、痂《か》皮《ひ》（かさぶた）形成と多彩な状態を呈し、ジクジクする湿潤した局面を形成します。一方、慢性期になると苔癬化と呼ばれる皮膚が肥厚した（ゴワゴワした）局面を形成するようになります（前頁写真）。

どんな治療をするか

パッチテストで抗原をつきとめ、接触を避ける

まず、問診で、患者さんに質問して、いつ頃どのような場所にどのような症状がでたかなどを詳しく聞くことです。

さらに、原因と考えられる外来抗原（ウルシ、化粧品、金属など）の存在を推測する必要があります。原因となる外来因子は、パッチテストという皮膚アレルギー検査法により調べることができます。

治療は、まず原因と思われる物質からの接触をできうる限り早期に中止することです。湿疹炎症反応を起こした皮膚には、炎症の程度、部位、年齢に応じたステロイド外用薬を塗る必要があります。ステロイド外用薬の種類、外用法、量に関しては、アトピー性皮膚炎の項で説明したような方法で選びます。

Q 市販のステロイド外用薬はどのようなときに使うの？

A 使用後4、5日たっても効果がなければ皮膚科へ

明らかにウルシ、金属などにかぶれた既往があ

るようなとき、虫さされが治りにくいときには市販のステロイド外用薬を使用してもよいかもしれません。しかし、市販のステロイド外用薬を使用しても、4、5日でよくならないとき、また反対に悪くなるときには、皮膚科専門医に受診することをお勧めします。市販の外用薬には主剤以外に、かゆみを抑える局所麻酔薬（リドカインなど）など多くの薬剤が配合され、接触皮膚炎の原因になったりします。

Q ステロイド外用薬を使ってはいけないときは?

A みずむし、ヘルペス、とびひなどには使わない

皮膚感染症が合併している接触皮膚炎、たとえば足白癬《はくせん》（みずむし）、股部白癬（たむし）、口唇ヘルペス、伝染性膿痂疹《のうかしん》（とびひ）などが合併しているときには、ステロイドの外用は中止しましょう。また、緑内障などステロイド外用薬が悪化因子となる眼の病変などが合併しているときも、使用しないようにしましょう。

ネフローゼ症候群

小児と大人では治療やステロイドの使い方が異なる

腎臓は尿をつくる臓器です。尿とは、血液中から余分な水分や塩分や老廃物をろ過されてできるものです。そのため、正常な腎臓では、必要な栄養分はろ過されず尿に漏れないような仕組みになっています。

ところが、ネフローゼ症候群では腎臓でのろ過の際に漏れてはいけないアルブミンというタンパク質が血液から尿に漏れ出てしまいます（左図）。アルブミンは血管内で水分を保持する作用があるため、皮膚組織に溜まる水分を血管の中にひきつける役割をもっています。この血液中のアルブミンが尿として排泄されてしまい血管内から減ってしまうため、血管の外に水分が逃げ出してしまいます。また腎臓からの塩分排泄が減少することで塩分が体内で貯留し、まぶた、手足、陰嚢《いんのう》など全身がむくんできます。

このように、尿に多量のアルブミンが漏れ出し、血液中のタンパク質が減って、全身にむくみがでてくる一連の症候をネフローゼ症候群といい、いろいろな腎臓の病気が原因となります。

ネフローゼ症候群

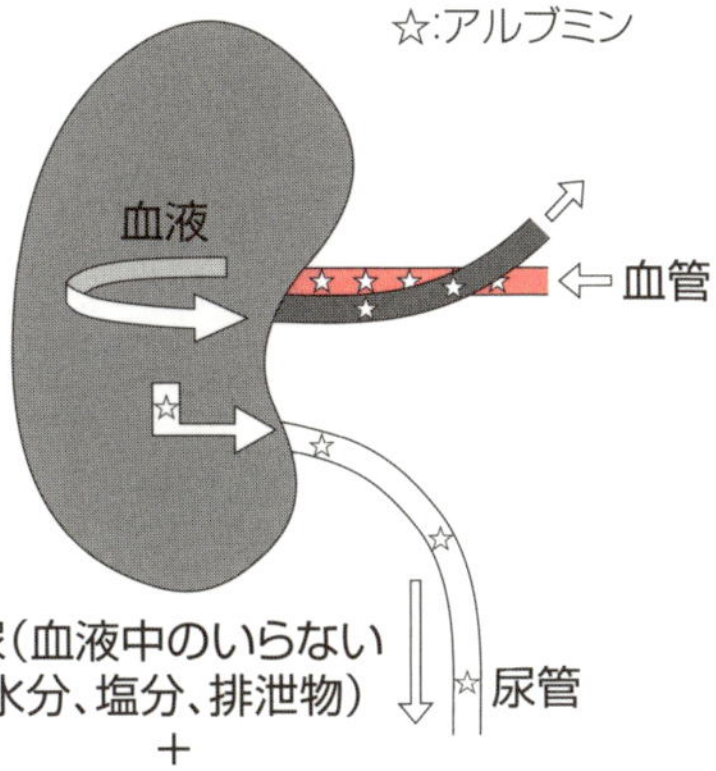

＋
漏れ出てしまったアルブミン
↓
血液中のアルブミンが減少
↓
水分が血管の外に逃げる
↓
全身のむくみ

正常な腎臓

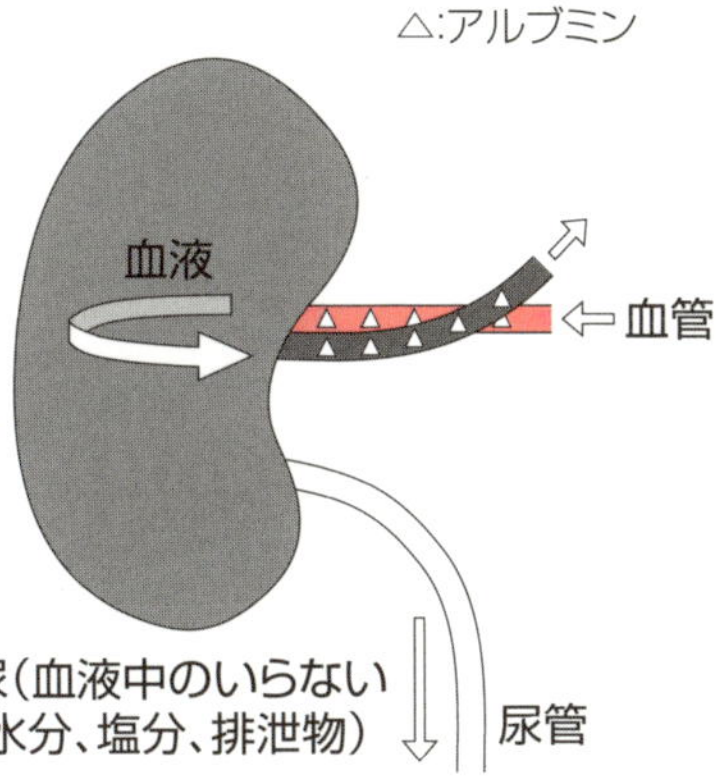

小児ネフローゼ症候群

どんな病気か

高度のタンパク尿と血清タンパクの低下、全身のむくみ

ネフローゼ症候群は前項のように、尿に多量のアルブミンが漏れ出し、低タンパク血症、全身性のむくみをもたらす病態です。日本では2～6歳に多く、男児が女児より2倍なりやすく、1年間に約1300人の小児（小児2万人に1人の割合）がこの病気になります。

どんな治療をするか

ステロイドでほとんどが寛解状態まで治る

小児の場合、生後6カ月以内、尿に血が混じる（尿潜血）、血圧が高い、腎臓のろ過機能の低下といったことがなければ、「微小変化群」という病気である可能性が高くなります。この場合、ステロイドを用いることで80～90％と高い確率で、尿にタンパク質がほとんど漏れ出ない状態（寛解《かんかい》状態）まで治すことができます。したがって、成人ネフローゼと異なり、小児ネフローゼ症候群では治療開始前に腎生検を行うことはほとんどありません。

ステロイドの用い方

きちんと飲むと再発してもよくなることが多い

平成25年に日本小児腎臓学会が診療指針として、「小児特発性ネフローゼ症候群診療ガイドライン

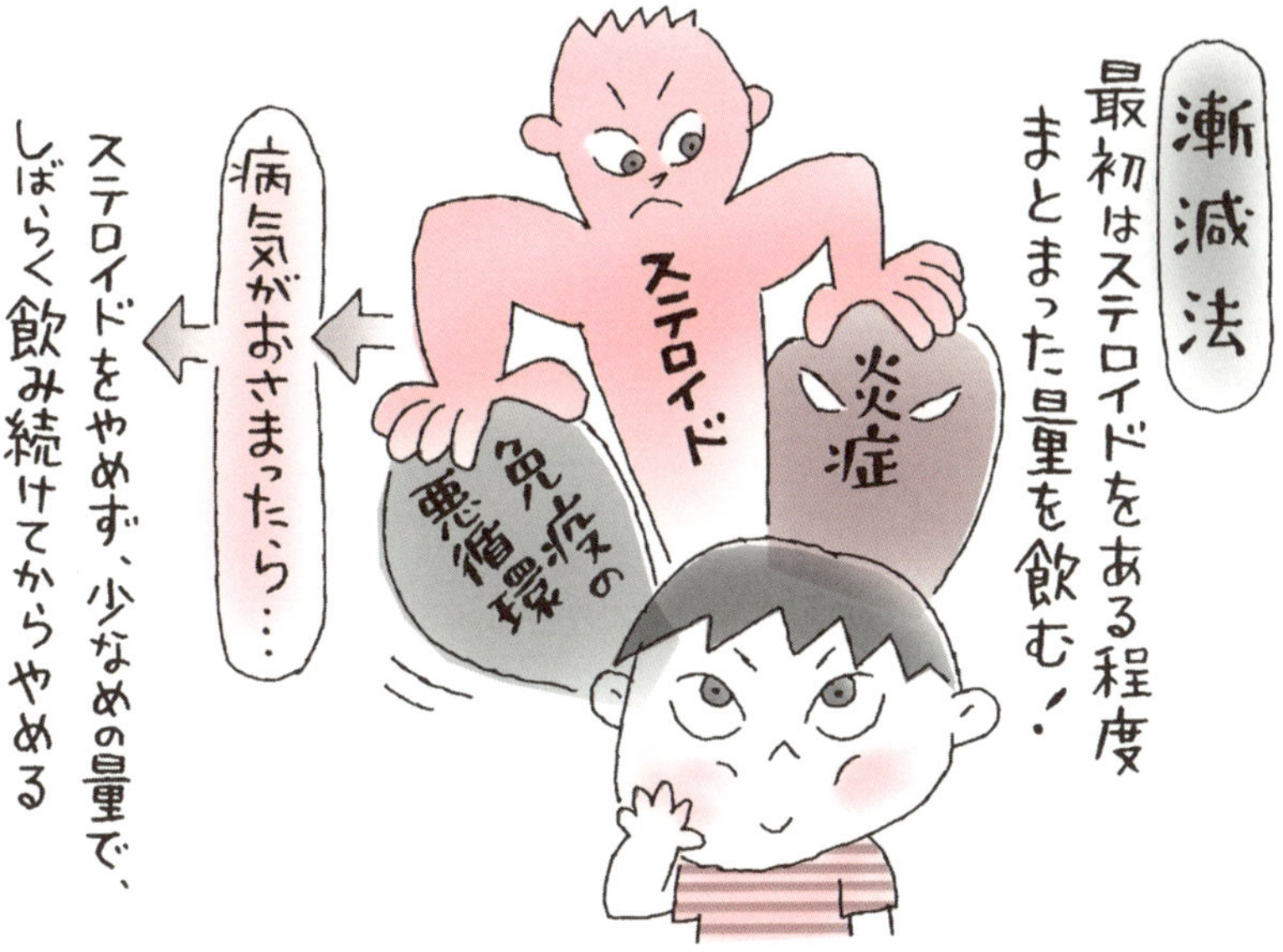
漸減法
最初はステロイドをある程度まとまった量を飲む！
ステロイド
炎症
免疫の悪循環
病気がおさまったら…
ステロイドをやめず、少なめの量で、しばらく飲み続けてからやめる

２０１３」を作成しました。ステロイドの種類、量についてはこのガイドラインに基づいて使われることが多いようです。

漸減法が基本

ステロイドは第1章にもあるように、体の中の炎症を抑え、かつ自分自身を攻撃してしまう免疫の悪循環（小児ネフローゼ症候群でもこのような免疫の異常の関わりがいわれています）を抑えます。

最初はある程度まとまった量を飲んでいただかないと、炎症や免疫の悪循環を抑えきることができません。病気がおさまりましたら、その後、炎症や免疫の悪循環が再び起こってこないように一度にはステロイドをやめず、少なめの量で、しばらく飲み続けてからやめていただきます。この治療で80～90％の方が寛解状態となることができます。

思春期になると自然に治る

ネフローゼ症候群では、尿にタンパク質が漏れ

出なくなっても、「寛解」という言葉を用い、「治った」という言葉を用いません。これは再発率が高い病気だからです。小児では、寛解状態となった患者さんのうち80%が再発されます。そして、その半数が、頻回《ひんかい》再発型（初発時ステロイド治療を施行して寛解となった後、6カ月以内に2回以上の再発、あるいは任意の12カ月間に4回以上再発する場合）と診断されます。頻回再発型の方には、ステロイドの長期投与による副作用を避けるために、ステロイドではない免疫を抑える免疫抑制薬を併用して、ステロイドを減量していくことが多くなります。

　ステロイド治療で寛解状態となる小児ネフローゼ症候群は、再発を繰り返しますが、腎臓のろ過機能は悪くならず、思春期のころには再発回数が減少・消失し、一般には長期予後は良好な病気です。

◆少数だが、ステロイドが効かないタイプもある

　ステロイド依存性ネフローゼ症候群（ステロイド治療中あるいはステロイド中止2週間以内に2回連続再発する場合）や、ステロイド治療に反応しないステロイド抵抗性ネフローゼ症候群（4週間のプレドニゾロン初期治療でもタンパク尿が消失せず血清アルブミン値が2.5g／dℓ以下）と診断される方も少数ながらいます。

　ステロイド依存性ネフローゼ症候群は免疫抑制薬を併用し、ステロイド抵抗性ネフローゼ症候群は、免疫抑制薬や、ステロイド大量注射療法、*血漿《けっしょう》交換*、低比重リポタンパクアフェレーシス（LDLアフェレーシス）などを併用していくことが多くなります。また、最近では、生物学的製剤（一般名 リツキシマブ、商品名 リツキサン）がこれら治療に難渋するネフローゼへの有用性が知られており、治療に応用されています。

　ただ、残念ながら、これらの治療にも反応しない難治性のものがあり、透析*を必要とするほどの腎不全に進行してしまうケースもあります。

◆小児で特に注意すべきステロイドの副作用がある

成長障害や骨粗鬆症など、成人と比べて小児で特に気をつけたほうがよいステロイドの副作用があります。

Q 子どもにステロイドを飲ませるとき、心配な副作用は?

A 成長障害や骨粗鬆症に注意

子どもで特に問題となる副作用は、成長・性《せい》徴《ちょう》障害と骨粗鬆症です。ステロイドが成長ホルモン・性ホルモンを抑えるだけでなく、骨の端にある軟骨細胞を増やす成長因子も抑えてしまいます。

ステロイドによる成長障害を避けるために、免疫抑制薬の併用でステロイドの量を減らしたり、ステロイドを一日おき（隔日）の投与に変更することがよいといわれています。長期連日投与や長時間作用型のステロイドの使用がなければ、最終的な身長は標準身長とほとんど差がないといわれています。しかし、思春期では少量隔日投与でも成長障害を起こすことがあるため、ステロイドの長期連日投与をなるべく避けるよう、よりいっそう免疫抑制薬の使用が勧められます。

また、子どもの骨は成長期で大人の骨よりも代謝が早いために、ステロイドによる骨粗鬆症も問題となります。プレドニゾロン２㎎／kg／日４週間連日内服で、ＱＣＴ（quantitative computed tomography）で測定した背中の骨（腰椎）の骨密度が平均84％まで減少したという報告もあります。少なくとも短期間のステロイド内服に対しては、ビタミンＤの効果はないといわれていますが、長期のステロイド内服が必要な時には、カルシウム製剤、ビタミンＤ、ビタミンK_2、ビスホスフォネート剤の投与が検討されます。

その他、小児においては特に、次の点に注意が必要です。「副腎不全とステロイド離脱症候群」を大人より起こしやすい（プレドニゾロン５㎎連日×数カ月投与で起きる)、「容姿の変化」に伴うステロイドの内服の拒否、「白内障」「緑内障」の率が大人より高い、「消化管潰瘍」「緑内障」の自覚症状の訴えが大人よりも少ないこと、などです。

「感染に弱くなる」、「糖尿病」、「高血圧」、「脂質異常症」、「無菌性骨壊死《こつえし》」、「ステロイド筋症」、「精神症状」に関しては大人と同様に注意が必要です(「第2章ステロイドの適切な使い方(総論)」を参照してください)。

Q 副作用が出たら、ステロイドは使えないの?

A 効果と副作用を比較検討しながら、治療方針を決定

他の薬にも当てはまることですが、薬には必ず効果と副作用があります(副作用がないのに効果がある薬は疑ったほうがよいくらいです)。また、人によって出てくる副作用は違います。

ステロイドの副作用に対しては、「糖尿病」に対してはインスリン、「高血圧」に対しては降圧薬、「白内障」「緑内障」に対しては点眼薬や内服薬、「消化管潰瘍」に対しては胃酸分泌抑制薬(強い胃薬)といったように、基本的に対症療法で対処します。

しかし、重篤《じゅうとく》な副作用やどうしても我慢できない副作用が出現した場合は、ステロイドを飲み続けたときの効果と副作用、ステロイドを減量、中止したときの効果と副作用、免疫抑制薬などの他の薬に変更した時の効果と副作用を比較、検討し、患者さんと医師とでよく話し合い、治療方針を決めていくことになります。

実際には成長障害のおそれや重い精神症状などで、免疫抑制薬の併用、さらにステロイドの減量や中止を余儀なくされる場合もあります。

Q 日常生活での注意は？

A 塩分を控え、感染症に気をつけ、自宅での尿検査で再発のチェックを

ネフローゼ症候群によるむくみを軽くするために、塩分を制限することが必要になります。塩分は体全体に水分をひきつけてむくみをひどくします。また、むくみがひどい場合には、脱水症にならない程度に水分も制限します。

寛解後は食事の制限はなくなります。むくみがひどい場合には、一時的にベッド上安静が必要となる場合もあります。しかし無理な安静は精神心理的な負担もありますので、むくみが軽くなってくれば、運動の制限はありません。

ステロイドや免疫抑制薬の使用により、細菌やウイルスによる感染症にかかりやすくなります。人ごみを避け、手洗い、水うがい*、マスクなどによる予防が必要となります。特にはしかや水痘《すいとう》（水ぼうそう）といったウイルス感染症は感染力が強く重くなりやすいので、接触時には担当の医師に相談してください。

また、予防接種をしていなかった場合には、寛解時に予防接種をしておくことも勧められます。しかし、極端な防衛措置は小児の健全な発達を邪魔してしまうこともあります。最小限の防衛措置をしながら、医師や学校と相談し、できるだけ集団生活や登校を制限しないようにしてください。

寛解後一年間は、近くの薬局で尿タンパク試験紙を購入して、毎朝、自宅で尿を調べると再発（早朝尿タンパク2＋以上が3日間）がすぐわかるのでお勧めです。

Q 思春期以降もステロイドをやめられないときは、どうなるの？

A 他の治療法を併用しながら腎機能の悪化を防止

思春期を過ぎてもステロイドをやめられない場合、成人のネフローゼ症候群に準じて治療を進め

ていくことになります。飲んでいるステロイドの量にもよりますが、腎障害、精子異常などの副作用に気をつけながらの免疫抑制薬の使用など、他の治療法の併用を検討していきます。

寛解状態を得られない場合は、少しでも尿に漏れるタンパク質を減らすために、ACE阻害薬*や*ARBといった種類の腎臓保護作用のある血圧を下げる薬や、*ワルファリンカリウムや低用量アスピリンといった血液の流れがサラサラになる薬（血がとまりにくくなる薬）を用いて、腎臓のろ過機能が悪くならないようにしていきます。

ただし、微小変化群の方では、16歳の時点で、2年以上寛解を維持できていなくて、再発を繰り返している方でも、その後10年ほどのあいだに再発はなくなり、腎不全にもならないようです。

注

***血漿交換**：体内から血液を一部取り出し、固形成分と液体成分（血漿）に分け、血漿から病気の原因となる物質を取り除くか、血漿を取り除き他の人の血漿を補充するかで、血漿から病気の原因となる物質を取り除く方法です。

***低比重リポタンパクアフェレーシス（LDLアフェレーシス）**：体内から血液を一部取り出し、吸着やろ過といった方法で、血液中の悪玉コレステロールを中心とした炎症物質や血栓形成物質を取り除き、キレイになった血液を体内に戻すことを連続的に数時間行う方法です。

***透析**：腎臓のろ過機能が悪くなり、本来尿にでるべき排泄物（尿毒症物質）が血液中にたまった腎不全の時に、尿毒症物質を体外に排出し、血液をキレイにする方法。主なものとして血液透析と腹膜透析があります。

***水うがい**：ポビドンヨード（イソジン）うがいよりもかぜの発生を抑えたという報告があります。

***ACE阻害薬**：アンジオテンシン変換酵素阻害薬、数種類あります。副作用として喉の違和感からくる咳が有名です。一般にARBより安価です。

***ARB**：アンジオテンシンⅡ受容体拮抗薬、数種類あります。咳の副作用はACE阻害薬より出にくいです。ACE阻害薬と併用し、さらなる効果を引き出す場合もあります。

***ワルファリンカリウム**：商品名では「ワーファリン」が有名です。

成人ネフローゼ症候群

どんな病気か

腎臓以外のいろいろな病気も原因になる

ネフローゼ症候群は前述のように、尿に多量のアルブミンが漏れ出し、血液中のタンパク質が減って、全身にむくみがでてくる一連の症候をもたらす病態です。小児の場合は原因として「微小変化群」の数が圧倒的に多いのですが、成人ではよりさまざまな病気がネフローゼ症候群の原因となります。

腎臓のみで起きる病気（原発性ネフローゼ症候群）の中だけでも、「微小変化群」、「巣状糸球《そうじょうしきゅう》体硬化症《たいこうかしょう》」、「膜性腎症」、「膜性増殖性腎症」、「IgA腎症」、「半月体形成性糸球体腎炎」などがあります。

全身で起きる病気から腎臓にも異常が起きてくるもの（二次性ネフローゼ症候群）では、「*糖尿病（糖尿病性腎症）」「*全身性エリテマトーデス（SLE）」「*多発性骨髄腫」「*アミロイドーシス」「*顕微鏡的多発血管炎」「薬剤性（消炎鎮痛薬、*インターフェロン、*カプトプリル、*ペニシラミン、*プロベネシド、水銀、ヘロイン、*リチウムなど）」「悪性腫瘍」などが原因となります。成人の場合、治療抵抗性でタンパク尿が持続し、腎不全や透析にいたる例もあります。

どんな治療をするか

腎生検などで原因となる病気を特定する

成人のネフローゼ症候群はさまざまな病気が原

因となり、それぞれ治療法が異なります。まず原因を特定するために、今までかかった病気、むくみ以外の症状の有無、薬剤の使用歴などの問診や診察、尿検査、血液検査、画像検査で調べていきます。

たとえば、尿潜血が出ておらず、糖尿病にかかっている期間が長く、糖尿病性の網膜症があり、症状が徐々に起こってきたものならば、糖尿病から腎臓を悪くして（糖尿病性腎症）、ネフローゼ症候群になった可能性が高いと考えられます。これらの検査をして、ネフローゼ症候群の原因を推定し、さらに詳しく原因を特定する必要のある場合や、どのくらい腎臓が悪くなっているのか、ステロイド治療が効きそうかどうかを調べる必要のある場合は「腎生検《じんせいけん》」を行うことが多くなります。腎生検は、背中から腎臓に針を刺して、数ミリの腎臓組織を採取して顕微鏡でみる検査です。

こうした診察や検査の結果、糖尿病性腎症やアミロイドーシスなどと診断された方は、免疫の悪循環が病気に関わっていないため、ステロイド治療が効きません。一方、原発性糸球体腎炎やＳＬＥによる腎炎（ループス腎炎）と診断された方は、ステロイド治療を検討していくことになります。

ステロイドの用い方

基本は、初期は大量投与、徐々に減らし少量の維持投与を続ける

ステロイドは小児ネフローゼ症候群の項でも書いたように、最初はある程度まとまった量を飲まないと、炎症や免疫の悪循環を抑えきることができません。病気がおさまりましたら、炎症や免疫の悪循環が再び起こってこないように、徐々にステロイドの量を減らしていきます。

成人の場合、小児よりも成長障害といった副作用が出にくいことがあり、ステロイドを中止せずに、少量の維持投与を半年～1年以上続けていくことが多くなります。

一般的にはプレドニゾロンの量で30～60㎎／日の量で開始し、尿タンパク量の推移をみながら、4～8週間後より2～4週間ごとに20％ずつ程度減らしていきます。少量の維持投与としては2.5～10㎎／日ほど継続します。

また、腎生検の結果、腎臓の病気のいきおいが強いと判断された場合には、3日間ほどステロイドを大量に注射して、病気のいきおいを抑えるステロイドパルス療法を行う場合もあります。

原発性糸球体腎炎ではステロイドや免疫抑制薬による治療により、完全寛解（尿タンパク消失）か不完全寛解Ⅰ型（尿タンパク1g／日以下）となれば、その後腎臓の機能が悪くなっていく可能性はグッと低くなります。

ネフローゼ症候群のタイプとステロイド

原発性糸球体腎炎の中でも、ステロイド治療がよく効くものと効きにくいものがあります。腎臓の一部を顕微鏡でみる腎生検で診断され、それぞれ治療、注意点が異なります。

◆微小変化群　ステロイドがよく効く

成人の原発性糸球体腎炎の中でもステロイド治療がよく効きます。小児の微小変化群では、90％以上が4～6週で寛解となるのに対して、成人の微小変化群では、4週間で48％、8週間で76％の方が寛解となります。成人のほうが小児よりも寛解になるまでに時間がかかります。小児の微小変化群と同様に、成人でも何度も再発する方、ステロイド依存性・抵抗性の方は、ステロイドによる重い副作用を避けるために免疫抑制薬の併用が考慮されます。

また、数％程度ですが、ステロイドに抵抗性の微小変化群の方が後日、再度の腎生検で巣状糸球体硬化症と診断されることもあります。

◆巣状糸球体硬化症

治りにくいので、ステロイドの使いすぎによる副作用に注意

成人ネフローゼ症候群の原因の5分の1〜3分の1を占めますが、難治性で腎機能が悪くなり、高度の腎不全となってしまうことも多い病気です。尿タンパクが1g／日以下に減らない場合は、10年で50％の人が透析を必要とする状態になります。

治療としては、まず4〜8週間40㎎／日のプレドニゾロンでステロイド治療を行い、軽快傾向がなければステロイド抵抗性と判断し、さらに4週間以上免疫抑制薬と併用し、軽快傾向がなければ難治性と判断します。

難治性ではステロイドの使用量が増えやすく、LDLアフェレーシスなどを施行しても寛解状態にもっていくのが困難であれば、寛解状態を目指すことはあきらめ、ステロイドの量を減らしていきます。

少しでも尿に漏れるタンパク質を減らすために、ACE阻害薬やARB、ワルファリンカリウムや低用量アスピリンなど厚生労働省の治療指針で推奨される薬を用いて、腎臓の障害が進まないようにしていきます。

◆膜性腎症

原因療法を行ったうえでステロイドを使う

悪性腫瘍、自己免疫疾患（膠原病など）、B型肝炎やC型肝炎、薬剤による二次性の膜性腎症では、元の病気を治すとよくなることが多いので、元の病気の治療が優先されます（ステロイド治療と同時に行うこともあります）。

膜性腎症のうち80％を占める一次性のもの（腎臓の病気が元のもの）は、尿タンパクが1g／日以下に減らない場合は、10年で30％の人で透析が必要になります。

治療としては、まず4〜8週間40㎎／日のプレドニゾロンでステロイド治療を行い、その後徐々に減量していきます。ステロイドの効果が不十分な場合は、免疫抑制薬を併用しますが、寛解状態

になるのに3～4年間かかる例もあり、治療に根気が必要となってきます。

膜性腎症では腎静脈という血管に血の固まり（血栓）を生じやすく、治療前に超音波ドプラ検査で腎静脈をチェックする必要があります。また、ステロイド治療でさらに血栓が生じやすくなるので、ワルファリンカリウムを使用します。

巣状糸球体硬化症と同様に、ＡＣＥ阻害薬やＡＲＢなどの腎臓保護作用のある血圧を下げる薬を用いることもあります。

◆膜性増殖性糸球体腎炎

原因療法を行ったうえでステロイドを使う

膜性腎症と同様に、悪性腫瘍、自己免疫疾患、B型肝炎やC型肝炎による二次性のものがあり、元の病気の治療が優先されます。近年、一次性の膜性増殖性糸球体腎炎は減少しています。

小児においてステロイド治療は有効という研究報告がありますが、成人でのステロイド治療の有効性は確立されていません。ただ、現実的にはステロイドや免疫抑制薬による治療が行われることが多いようです。

◆ＩｇＡ腎症

若い人に多いので、長期のステロイド内服は控える

尿タンパクがある程度多いものの、まだ腎機能が悪くなっておらず、腎生検で病気のいきおいが強いにもかかわらず、慢性化した様子がなければ、短期的にはステロイド治療は効果があるといわれています。ステロイド治療は副作用を考慮して1～2年ほどを基準として行います。また、扁桃摘《へんとうてき》出術《しゅつじゅつ》や、ワルファリンカリウムや低用量アスピリンの併用による効果も報告されています。免疫抑制薬は長期使用時の副作用から、使われない場合が多いですが、種類によってはステロイド治療と併用される場合もあります。なお、近年は、扁桃摘出術とステロイド療法を併用するいわゆる扁摘パルス療法の有用性が報告され、腎炎の活動性、年齢、持病（糖尿病など）を勘案して、行われるケースが増えてきています。

注意すべき副作用とその対策

コレステロールや中性脂肪の増加に注意

ネフローゼ症候群では、尿に漏れ出て不足したアルブミンをおぎなうために、肝臓がフル回転して働き、その結果肝臓で作られるコレステロールや中性脂肪が増えます。成人の場合、小児と違い、治療が長期化することも多く、またもともと肥満、糖尿病予備群、コレステロールが高めといった動脈硬化の危険性が高い方も多くなります。そのため、ネフローゼ症候群でコレステロールや中性脂肪が増えることが、動脈硬化のさらなるリスクになります。

さらにステロイド治療は血液中のコレステロールや中性脂肪を増やす副作用をもっています。したがって、ネフローゼ症候群で治療が長期にわたり、特にステロイド治療を行う場合には、脂質異常症に対する食事指導やコレステロールを下げる治療が必要になります。

また、ネフローゼ症候群では血液の流れをサラサラにする因子（抗凝固因子《こうぎょうこいんし》）も尿に漏れ出してしまい、血の固まり（血栓《けっせん》）ができやすくなります。さらにステロイド治療や利尿剤で血の固まりができやすくなります。

成人のネフローゼ症候群ではステロイド治療が3カ月以上に長期化する場合が多いので、日本骨代謝学会より平成26年に発表された「ステロイド性骨粗鬆症の管理と治療のガイドライン：２０１４年改訂版」を元にした骨粗鬆症に対する対策も必要です。

Q 大人のネフローゼで免疫抑制薬を使うのはなぜ？

A ステロイド単独より効果があり副作用が軽くなることも

成人のネフローゼ症候群は小児と違いさまざまな原因から起こっています。そのため、ステロイド治療に抵抗性の病気の割合が小児よりも多くなります。そのため、ステロイド治療単独よりは、免疫を抑える薬（免疫抑制薬）を併用することにより効果がでて、ステロイドの減量が可能となることで副作用も少なくなる場合もよくみられます。

Q ステロイド内服を長期間続けるときは、どんな注意が必要なの？

A 全身に注意をはらい、細かいチェックを

ステロイドを長期間飲み続けるときの注意は、副作用対策として次の点に気をつけましょう

◆**感染の予防**　人ごみを避け、手洗い、水うがい、マスクをすることが必要です。

◆**骨塩量のチェック**　ステロイド性の骨粗鬆症では、骨塩量が残っていても骨折しやすいため、予防的な服薬、転倒防止策も必要になります。

◆**血糖値のチェック**　定期的に血糖値やHbA1c*といった項目の血液検査を行います。

◆**血圧測定**　人によっては朝のみや夕のみ血圧が高い方もいらっしゃいます。家庭で血圧を計るために、上腕で計るタイプの市販の血圧計を購入されることを強くお勧めします。

◆**コレステロール、中性脂肪のチェック**　定期的にLDLコレステロール、中性脂肪を血液検査でチェックし、必要ならば食事指導や、脂質改善薬の内服を考慮します。

◆**無菌性骨壊死**　特にステロイドパルス療法を行った方に起こりやすいといわれています。通常のレントゲン検査での発見は難しく、MRI検査が必要となることが多いです。

◆**ステロイド筋症**　室内での筋力回復のリハビリをお勧めします。

◆**白内障・緑内障**　ステロイド治療開始後、はじめの一年は1カ月ごと、その後は一年に2回の眼科健診が勧められます。

◆**消化管潰瘍**　できれば、定期的な上部消化管内視鏡検査（いわゆる胃カメラ）が勧められます。

また、消化管で出血すると便が赤や黒っぽくなりますので、便をよくみることが大事です。

◆**精神症状**　不眠や抑うつなどさまざまな症状が出現しますが、ステロイドの薬のせいであることを自覚し、医師に症状を相談してください。

◆**副腎不全とステロイド離脱症候群**　医師にいわれた量を守り、副作用などでどうしてもステロイドを減らしたいときは、医師に相談してからにしてください。

以上のことに注意してください。それぞれの副作用の詳細は「第2章ステロイドの適切な使い方（総論）」をご覧ください。

Q　副作用が出たら、ステロイド以外の治療法はあるの？

A　数種類の免疫抑制薬が処方可能

免疫抑制薬があり、併用することでステロイドの減量や中止が可能です。現在は数種類の免疫抑制薬が処方可能になっており、それぞれ効果や副作用が違います。その方の病気の種類や、ライフスタイル、副作用の出方によって選択する免疫抑制薬は変わってきます。

近年、小児ネフローゼの項でも述べた生物学的製剤（抗ＣＤ２０抗体）であるリツキシマブの有用性が成人でも期待され、治療応用されています。また、原因の病気によっては、ＬＤＬアフェレーシスや扁桃摘出術などが行われる場合もあります。

Q　日常生活での注意は？

A　肉体労働、残業、出張などは避けるようにする

日常での注意は小児ネフローゼ症候群と同じです（１６６頁）。

再発を防ぐために、ステロイドの量が減って仕事の許可がでたあとも、肉体労働は避け、なるべく事務仕事をするように心がけましょう。また、残業・出張は避け、仕事時間も徐々に増やしていくようにしてください。

少量のアルコールの摂取はＯＫですが、タバコに関しては喫煙自体が腎障害を誘発することが報告されているのに加え、呼吸器への影響から、気管支炎や肺炎などの呼吸器感染症リスクを高めるので、禁煙を強くお勧めします。寛解後一年間は、再発の早期発見のため、薬局にある尿試験紙で定期的に尿タンパクをチェックするとなおよいでしょう。

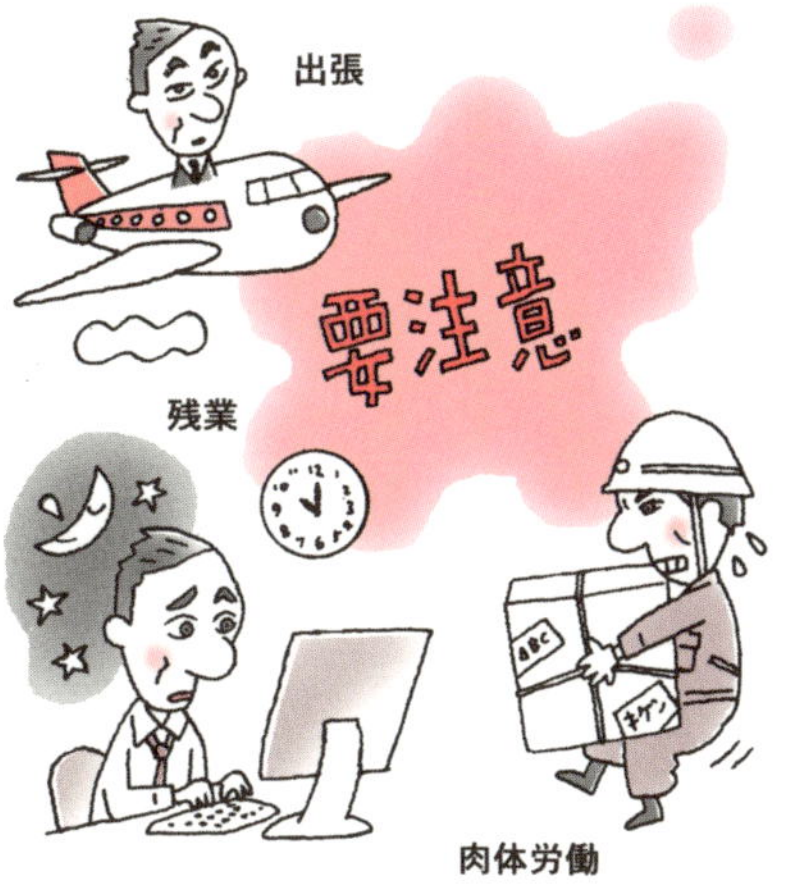

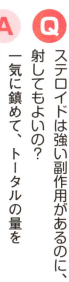

Q　隔日投与になると、薬の量が増えるのはなぜ?

A　再発の危険があるのでしばらくは多めに投与

連日投与よりも隔日投与のほうが、副作用は少ないのですが、効果も低くなると考えられます。プレドニゾロン５㎎連日投与されていた方が隔日投与となる場合、10㎎隔日投与では、効果が低くなってしまい、せっかく寛解状態となった病気が再発してしまうおそれがあります。それを防ぐため、12・５㎎隔日投与や15㎎隔日投与となることがあります。その後は10㎎隔日投与、８㎎隔日投与といったように徐々に減らしていきます。

Q　ステロイドは強い副作用があるのに、注射してもよいの?

A　一気に鎮めて、トータルの量を抑えることができる

注射薬で使うと、より血液中のステロイドの最大時の濃度（最大血中濃度）が上がり、大腿骨頭壊死といった副作用が生じやすくなります。しかし、ステロイドの最大血中濃度が上がることにより、病気の元となる免疫の悪循環などを一気に鎮静化させ、病気のいきおいを抑え、注射の後使用するステロイドの量を減らすことができるようになります。最終的には、トータルで使うステロイドの量が少なくなり、副作用をより少なくすることができます。したがって、腎生検の検査で腎臓の病気のいきおいが強く、飲み薬のステロイドでは免疫の悪循環を抑えきれそうにないと考えられた場合は、注射による治療（パルス療法）を行う場合が多いです。

Q 長期の効果をもつ注射があると聞いたが？

A 副作用が出やすいのでネフローゼ症候群には使わない

デキサメタゾンやベタメタゾンといった長時間作用型のステロイド製剤がありますが、内服や注射では副作用が出やすいことや、副腎不全とステロイド離脱症候群を起こしやすいことがあり、ネフローゼ症候群に対しては使いません。ネフローゼ症候群に対するステロイド治療には、一般的にプレドニゾロン（商品名 プレドニン）やコハク酸メチルプレドニゾロンナトリウム（商品名 ソル・メドロール）などを使います。

注

＊糖尿病（糖尿病性腎症）：糖尿病の方は全国で推定１０００万人以上とされていますが、治療を受けているのは5人に1人程度といわれています。血糖値が高いこと、血圧が高いことにより体中の血管が糖分につけこんだような状態になり、ボロボロになります。腎臓も細い血管でできていますので、糖尿病でダメージがたまりやすいです（糖尿病の人、糖尿病性腎症の人は最近増えており、年に1万人以上の方が腎不全から透析をはじめています。腎不全から透析をはじめる最も多い原因となりました）。腎臓の他に、網膜症（世界的に失明の最も多い原因です）、神経症（熱い冷たいがわからなくなり、ジンジンビリビリします）、心筋梗塞、脳梗塞、閉塞性動脈硬化症（下半身に血液がいかなくなり、冷感、痛みが出てきます）などを合併します。基本的には食事、運動、薬により、血圧を下げ、血糖値を下げるのが一番の治療です。糖尿病性腎症の合併時（タンパク尿が出てきたとき）には腎臓内科医への受診をお勧めします。

＊全身性エリテマトーデス（SLE）：膠原病の一種。蝶形紅斑、関節痛、日光過敏症などを起こします。

＊多発性骨髄腫：血液をつくる骨髄に異常な細胞が増える血液癌の一種。かかる方は高齢者（50歳代～80歳代）が多いです。

＊アミロイドーシス：さまざまな原因（骨髄腫や遺伝性など）でアミロイドといわれる物質が体内に蓄積する病気です。

＊顕微鏡的多発血管炎：免疫の異常により、全身の臓器の細い血管の壁が炎症を起こし、血管がつまったり、出血したりする病気です。関節痛や呼吸器の症状などを起こします。

＊インターフェロン：B型肝炎、C型肝炎、多発性硬化症などに使われる注射の薬です。

＊カプトプリル：商品名では「カプトプリル」が有名です。ACE阻害薬という血圧を下げる薬の一種です。

＊ペニシラミン：商品名では「メタルカプターゼ」が有名です。リウマチに対する薬です。

＊プロベネシド：商品名では「ベネシッド」が有名です。尿酸値を下げる薬です。

＊リチウム：躁うつ病の方が内服している場合があります。

＊HbA1c：ヘモグロビンエーワンシーと読みます。1～2カ月の血糖値の平均を反映する検査です。正常値は4.8～6.2％ほどです。

アレルギー性結膜炎

どんな病気か

眼のかゆみや、眼脂、重症では角膜にも症状が

アレルギーにより眼瞼《がんけん》および眼球の結膜（しろめ）に炎症を生じる疾患です。原因としては、季節性アレルギーとして、スギ、カモガヤ、ブタクサなどがあり、通年性として、ハウスダスト、ダニによるものなどがあります。またアトピー性皮膚炎に伴う結膜炎もこの範疇《はんちゅう》に含まれます。

自覚症状は、眼のかゆみ、眼脂《めやに》です。眼科所見としては、眼の充血や眼瞼の腫脹がみられます。また、重症の場合には、春季カタルや巨大乳頭結膜炎の状態となり、角膜を障害する場合もあります。

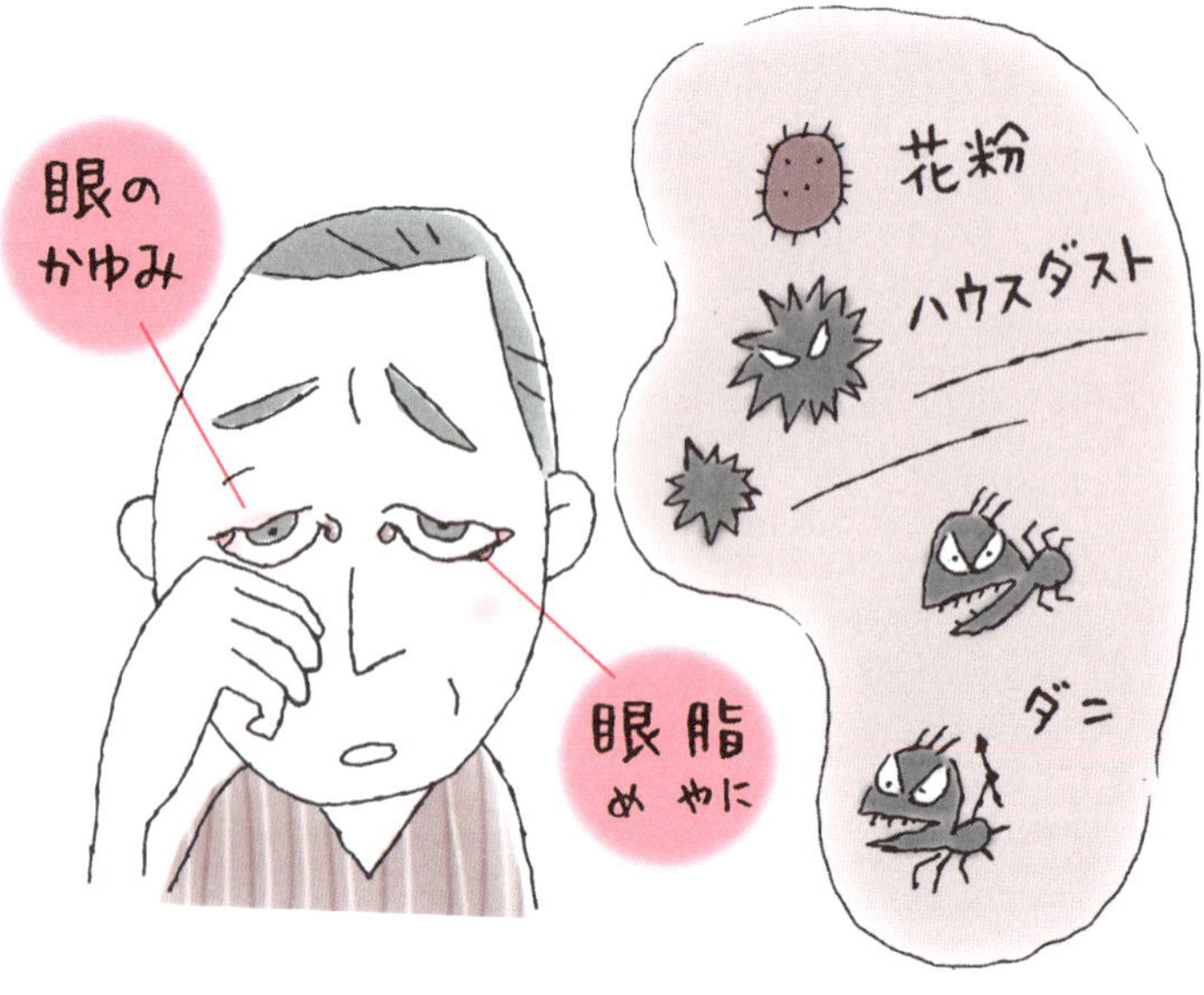

どんな治療をするか

抗アレルギー薬、ステロイド、免疫抑制薬の点眼

治療は、症状や結膜の所見に応じて抗アレルギー薬、ステロイド、免疫抑制薬などの点眼薬を処方します。原因が判明している場合には、抗原との接触を避け、季節前の抗アレルギー薬投与なども有効です。

ステロイドの用い方

ステロイド緑内障に注意

アレルギー性結膜炎に対してステロイドの点眼を長期投与すると、特にステロイド緑内障を起こす可能性があるため、症状のひどいときだけ用いて、それ以外はできるだけ抗アレルギー薬の点眼のみで経過をみるのが望ましいです。

しかし、春季カタルや巨大乳頭結膜炎などの重症例ではステロイドの使用が長期に及ぶ場合もあります。この場合には、必ず眼科検診を受け、眼圧を定期的に測定しながら使用するようにしましょう。

視神経炎

どんな病気か

視力低下、眼の痛み、視野の欠損などの症状

視神経炎は、視神経に何らかの原因で炎症が生じる疾患です。眼球に近い場所所に炎症が生じる乳頭炎と、眼球後部に炎症の主体がある球後視神経炎に分けられます。

症状は、片眼あるいは両眼の視力低下で発症します。視力低下は軽度から重度までさまざまで、重度な場合には光をようやく感じられる程度にまで低下する場合もあります。また、視力低下に先だって眼球後方の痛みや、眼を動かした際の痛みを伴うことがあります。さらに、視野（みえる範囲）の欠損を自覚する場合もあります。

視神経炎は、多発性硬化症など他の自己免疫疾患と合併して生じることもありますので、神経内科的検査を含めた全身検査が必要です。

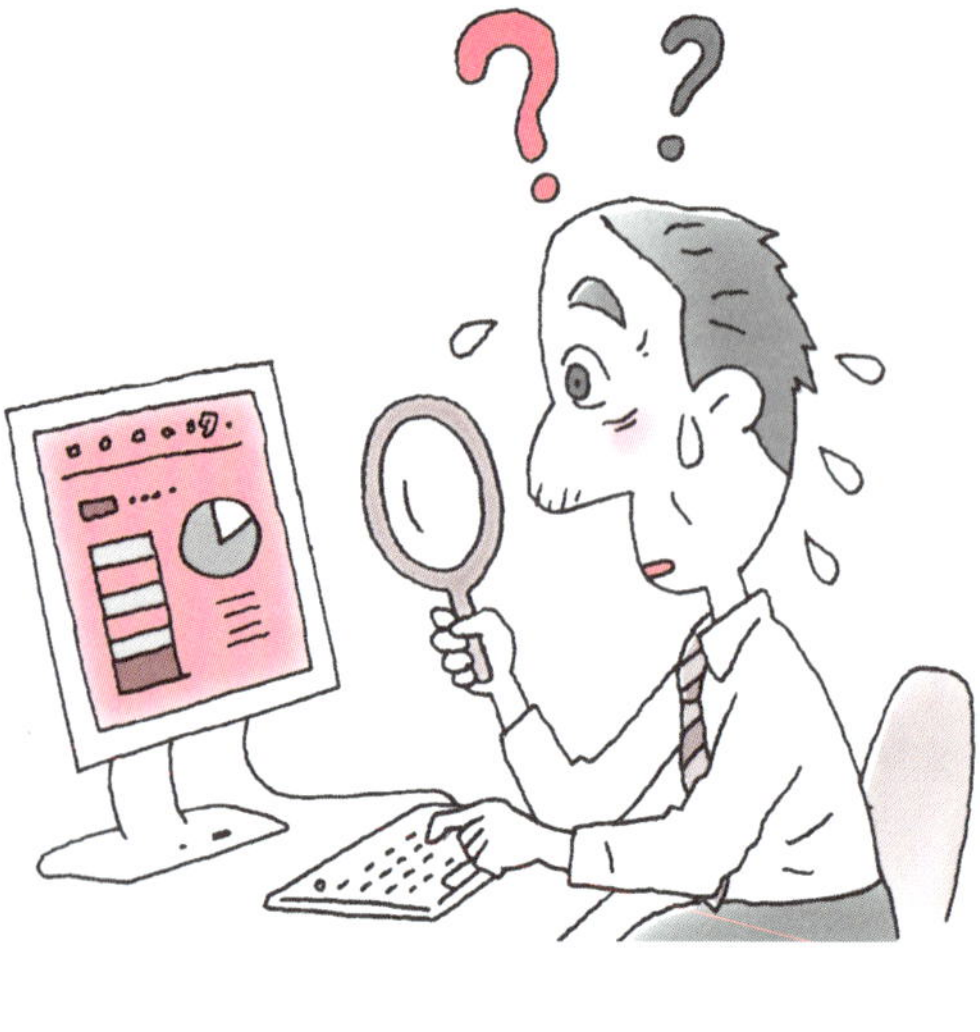

どんな治療をするか

入院してステロイドで治療することも

症状が軽度な場合には、自然治癒傾向があるため、ビタミンB_{12}などの神経《しんけい》賦活剤《ふかつざい》の投与で様子をみる場合もあります。しかし視力低下の著しい症例では入院の上、ステロイドの投与を行います。

ステロイドの用い方

漸減療法やステロイドパルス療法

ステロイドの投与方法には、ステロイドを点滴から内服へと徐々に減らしていく漸減療法と、大量のステロイドを短期間に点滴するステロイドパルス療法があります。

多くの症例では治療開始後、数日で視力の改善などの治療効果がみられますが、重症例で反応がみられない場合にはステロイドパルス療法などに切り替えます。ステロイドパルス療法を施行する場合には、感染症の合併などに十分注意する必要があります。

ぶどう膜炎

どんな病気か

充血、眼痛、視力低下、飛蚊症などの症状

ぶどう膜炎とは、さまざまな原因で生じる眼内のいろいろな組織の炎症による病態の総称です。ぶどう膜炎の原因としては、感染性、非感染性、特発性と大きく三つに分けられます。感染性ぶどう膜炎は種々のウイルスによって生じます。感染性ぶどう膜炎の多くは、全身疾患に伴うぶどう膜炎で、日本ではサルコイドーシス、ベーチェット病、Vogt－小柳－原田病が多くみられます。

自覚症状は、充血、眼痛などに加え、眼の中が炎症により混濁したり、また網膜や脈絡膜に炎症を生じることにより、視力低下や飛蚊症《ひぶんしょう》をきたします。診断は、問診による病歴と眼科所見に加え、全身検査の結果に基づいて行います。

どんな治療をするか／ステロイドの用い方

点眼で効果がなければステロイドの局所注射

感染性ぶどう膜炎の場合には、原因に応じて抗ウイルス薬、抗菌薬などを用います。非感染性ぶどう膜炎の場合には、炎症が前眼部といわれる眼の前方に限局している場合には、ステロイドの点眼、散瞳薬《さんどうやく》の点眼を行います。ステロイドの頻回点眼でも効果が十分でない場合には、結膜や眼球後方にステロイドの局所注射を行う場合があります。

一方、炎症が網膜や脈絡膜などの眼球後方にまで波及している場合には、ステロイドの内服、あ

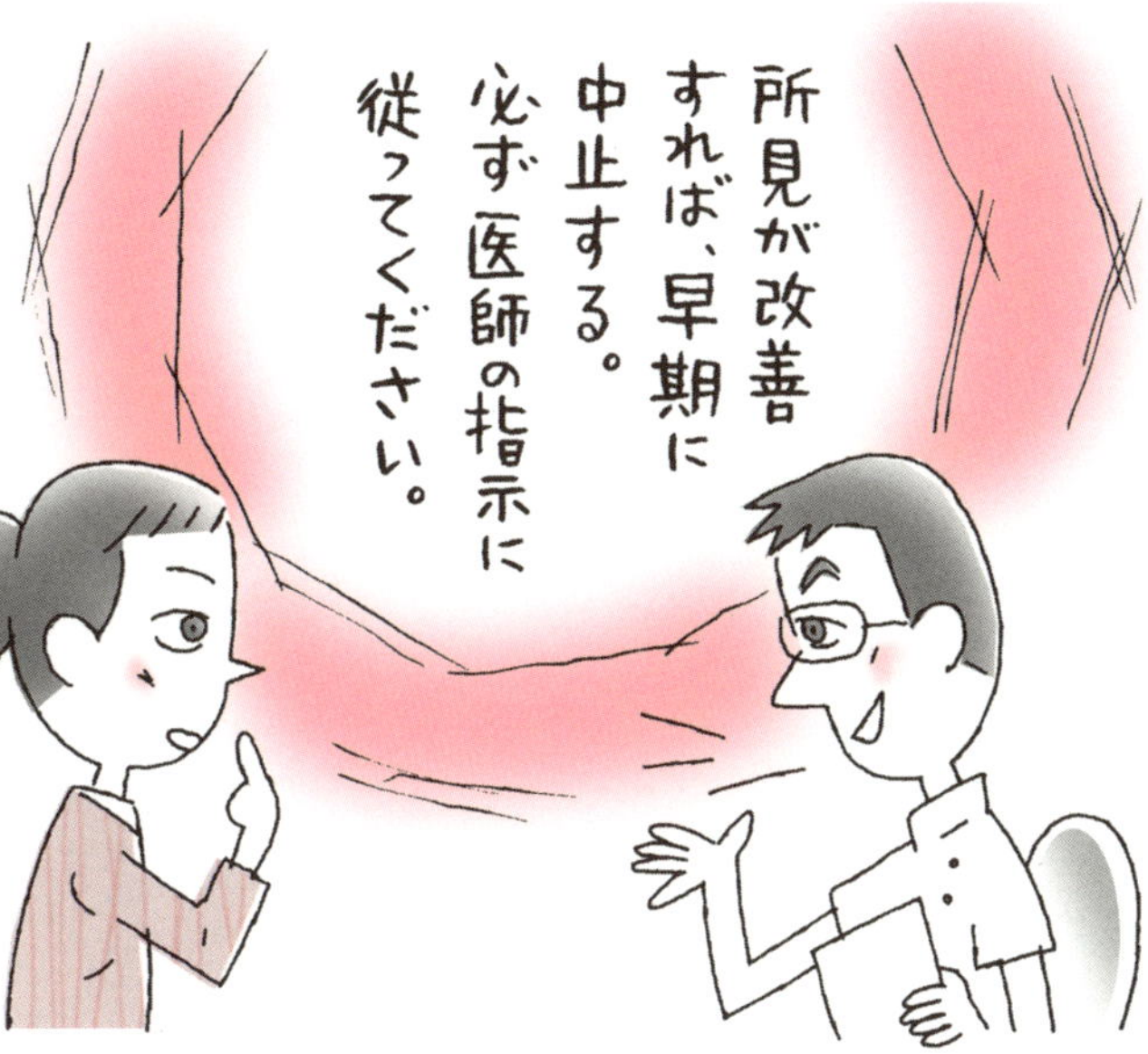
所見が改善すれば、早期に中止する。必ず医師の指示に従ってください。

るいは眼球後方にステロイドの局所注射を行います。ステロイドが無効な場合、あるいは全身的副作用のために用いることができない場合には、免疫抑制薬（主としてシクロスポリン）を用いる場合があります。

注意すべき副作用とその対策

Q ステロイド点眼薬を処方された時、注意すべきことは？

A 改善すれば早いうちに中止する

原因となる疾患によっても違いますが、アレルギー結膜炎では所見が改善すればなるべく早期に中止します。視神経炎やぶどう膜炎では必ず医師の指示に従い、眼科検診を受けながらステロイドの増減をしてもらいましょう。また眼科検診の際には、白内障、緑内障などの副作用のチェックを必ず受けるようにしましょう。

Q 目薬にステロイドが入っていた。心配はないの？　緑内障になりやすいの？

A 自己判断せず専門医にかかる

必ず眼科検診を受け、処方が必要でない状態になったら中止してもらいましょう。自己判断で勝手に中止したり点眼し続けたりするのは危険ですのでやめましょう。

Q 子どもの場合は？

A 自覚症状を訴えにくいので特に注意が必要

子どもの場合には、大人と異なり副作用として白内障や緑内障を生じても自覚症状を訴えにくいので注意が必要です。ステロイドの点眼、内服中は必ず定期的に眼科検診を受け、副作用のチェックを行ってもらってください。

Q ステロイド白内障や緑内障は自覚症状はあるのか？

A 緑内障は自覚症状がないので定期検診を

ステロイド白内障の場合には、一般に点眼や眼軟膏よりも全身投与のほうが生じやすいとされています。特に、自己免疫疾患などで長期にわたりステロイドを内服している場合、リスクは高くなります。ステロイドによる白内障は主として後嚢《こうのう》下《か》白内障といって、眼の中にある水晶体というレンズの後面が混濁してくるタイプです。自覚症状としては、視力低下（みえにくい）が主体ですが、早期には光がまぶしい、などの症状からはじまることもあります。

ステロイド緑内障の場合には白内障と異なり、ステロイドの全身投与よりも、むしろ点眼などの局所投与のほうが生じやすいとされています。

アトピー性皮膚炎などで顔面や眼瞼に塗布するステロイド軟膏でも、眼圧の上昇による緑内障をきたすことがありますので注意が必要です。

緑内障の場合にはかなり進行するまで自覚症状はないことが多いため、ステロイド使用中は、症状がなくても定期的に眼科検診を受ける必要があります。

Q 眼科検診の間隔はどのくらい？

A ３カ月に一度は受診

自覚症状やステロイドの使用量に変化がなければ、大体3カ月ごとを目安に検診を受けられるのが望ましいと思われます。使用開始直後や、使用量が変わった場合には担当医師に相談してください。

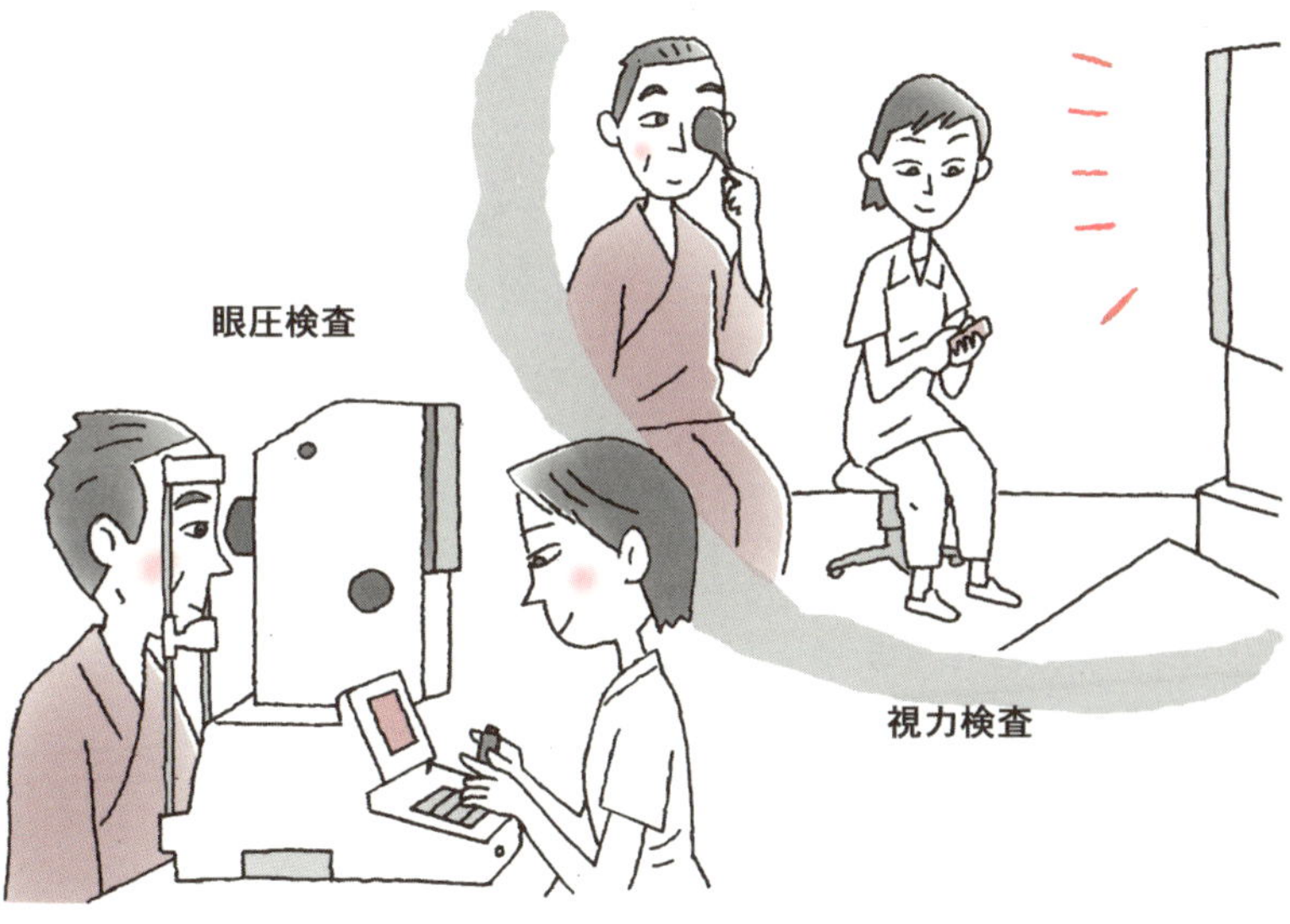

Q ステロイド白内障になったらどうすればよいか?

A 進行すれば手術も

ステロイド白内障になった場合には、軽度の場合には、白内障の進行を予防する点眼薬を使用して経過をみていきます。しかし、視力低下が進行した場合には、白内障に対する手術を行います。

Q ステロイド緑内障になったらどうすればよいか?

A できれば点眼薬を中止するか弱いものに変更する

ステロイドの点眼薬や軟膏などは、可能であれば中止します。また薬効の強いステロイドほど、緑内障を生じやすいので、変更が可能であれば薬効の弱いステロイドに変更します。

ステロイドの変更、中止ができない場合、また変更、中止をしても眼圧が下がらない場合には、点眼薬や内服により眼圧を下げる治療を行います。それでも不十分な場合には手術的療法が必要になる場合もあります。

潰瘍性大腸炎

どんな病気か

大腸の炎症が慢性的に続き、微熱や貧血も

大腸の炎症がよくなったり（寛解）悪くなったり（再燃）を繰り返しながら、長年にわたって慢性的に続く病気です。原因はまだわかっていませんが、遺伝的な素因のある人が、腸内細菌に対して一種のアレルギー反応を起こしてしまっているのではないかという説があります。

若いうちに発症することも、年をとってから発症することもありますが、20歳代での発症が最も多く、男女差はありません。厚生労働省の指定難病の一つであり、約16万人が登録されています。

炎症は直腸から始まり、症例によりさまざまな程度に上方まで広がっていきます（次頁上図）。

主な症状は粘液や血液が混入した粘血便や下痢で、重症では排便の回数も多くなり、微熱や貧血も伴います。これらの症状から、大雑把に重症度を分類したものを示します（次頁下表）。さらに、重症の中でも、血性下痢1日15回以上、発熱38℃以上、白血球数1万以上、強い腹痛がある、などのすべてに当てはまる場合は劇症と診断します。また、大腸炎の症状とは別に、関節炎や眼の炎症を伴う場合もあります。

診断の確定には、前述のような大腸炎の症状に加えて、X線検査、内視鏡検査、生検（腸の組織の一部を採取して顕微鏡で調べる）などによって、他の原因による腸炎を否定することが必要です。

また、潰瘍性大腸炎の患者さんは大腸がんの発生頻度がやや高いことが知られているために、経過中も年1回程度、大腸内視鏡検査を受けること

潰瘍性大腸炎の好発部位

病変が直腸のみにとどまるタイプ(a)，大腸（結腸）の左半分まで及ぶタイプ(b)，さらに大腸全体に及ぶタイプ(c)に分類されます。

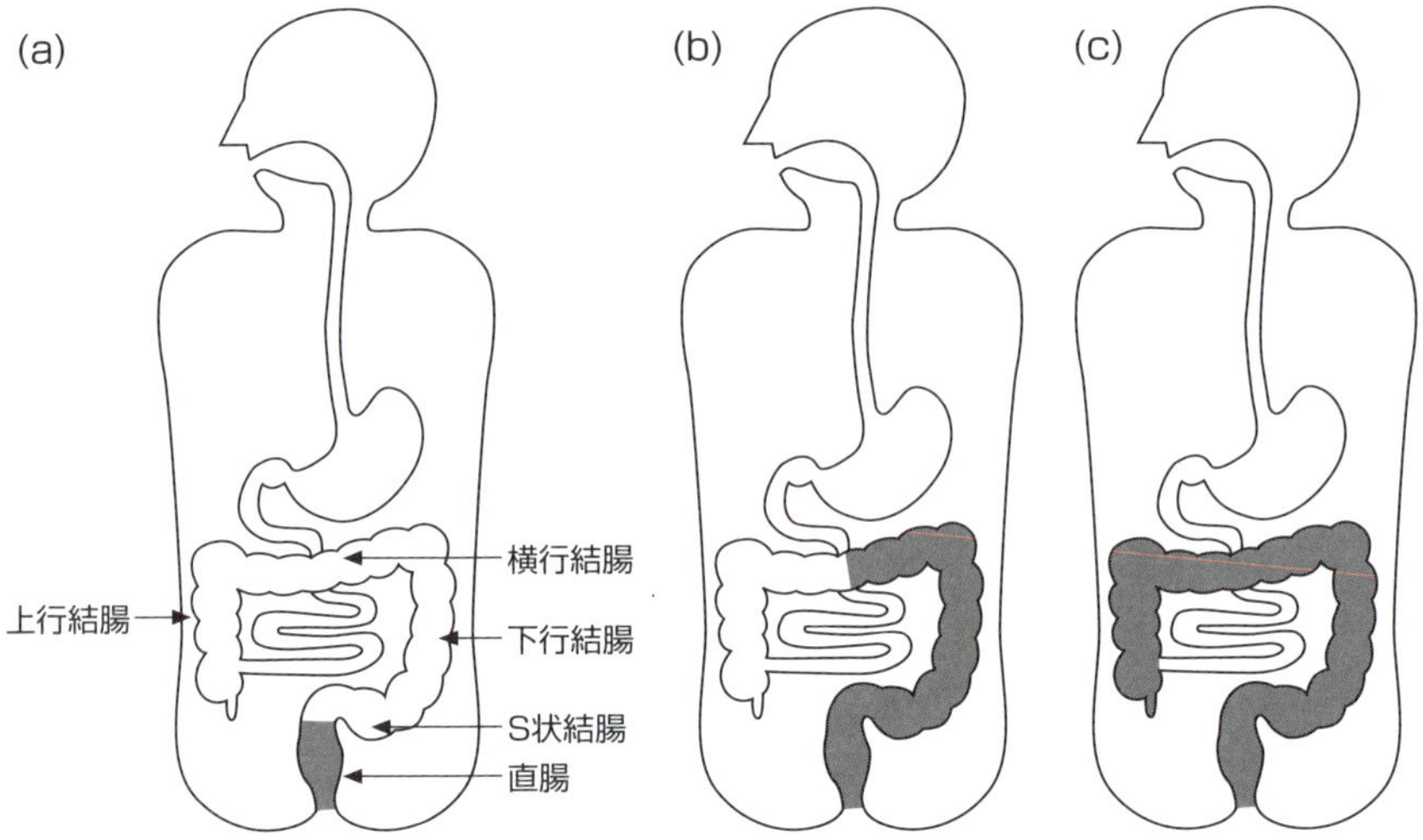

潰瘍性大腸炎の重症度分類（厚生省研究班報告書,改変）

	重症	中等症	軽症
排便回数	6回以上	重症と軽症の中間	4回以下
顕血便 *	(+++)		(+) ～ (−)
発熱	37.5℃以上		37.5℃未満
頻脈	90/ 分以上		90/ 分未満
貧血	ヘモグロビン 10g/dl 以下		10g/dl 以上
赤沈 **	30mm/ 時以上		正常

* 眼で見てわかる程度の血便
** 炎症の程度と相関する血液検査

が勧められています。

どんな治療をするか

アミノサリチル酸製剤とステロイドで治療

ペンタサ（商品名）、アサコール（商品名）、サラゾピリン（商品名）などのアミノサリチル酸製剤が用いられます。錠剤、坐剤、注腸剤などの剤型があって、炎症が軽い場合や直腸のみに限られる場合には、これで落ち着いた状態（寛解）にすることができます。

以上の薬剤のみで寛解に導入できない場合には、プレドニン（商品名）などのステロイドを併用して、強力に炎症を抑え込むことを目指します。さらに必要に応じてレミケード（商品名）などの生物学的製剤や、免疫抑制薬、白血球除去療法などが併用されます。

内科的治療で十分な効果が得られない場合には、外科的治療を考慮します。右半に病変がない場合でも、温存部からの再発を防ぐため、大腸全摘が行われます。

ステロイドの用い方

寛解導入後、減量し、中止を目指す

アミノサリチル酸製剤のみで効果不十分な場合には、免疫的な炎症を抑え込む力の強いステロイドを十分な量併用して、なるべく早く寛解に持って行けるようにすることが大切です。炎症がおさまってきたら、ステロイドを徐々に減量していきます。減量すると再燃しそうになる場合には、内服のステロイドと併用して、注腸用のステロイドを適宜併用したり、免疫抑制薬を併用するなどして、可能な限りステロイドの減量、中止を目指します。

クローン病

どんな病気か

腹痛、下痢、血便などが慢性的に続く

消化管の炎症がよくなったり（寛解）悪くなったり（再燃）を繰り返しながら慢性に続く病気で、1932年にクローンという医師がはじめて報告したのでこのように呼ばれています。

潰瘍性大腸炎と異なり、大腸以外の部位にも炎症がみられます。しかも、粘膜の深い部分にまで炎症が及ぶため腹痛を伴うことが多く、改善した後にも組織が引きつれて狭窄《きょうさく》（消化管の内腔が狭くなり食物が通りにくくなる状態）をきたしたり、腸の壁に穴があいたり（穿孔《せんこう》）、その穴がトンネル状になって他の臓器や体外とつながったり（瘻《ろう》孔《こう》）、あるいは膿が溜まったり（膿瘍《のうよう》）、ということが起こりやすいのが特徴です。

原因はまだ明らかにされていませんが、遺伝的要因に加えて、食物または腸内細菌に対するアレルギー反応が関わっているものと考えられます。

10歳代から20歳代の若い人に発症する場合が多く、男女比は2対1と、やや男性に多い傾向があります。厚生労働省の指定難病の一つで、約4万人が登録されています。

主な症状は、腹痛、下痢、血便、発熱、体重減少で、下腹部やへそのまわりが差し込むように痛みます。小児の場合は、体の発育も遅れます。病変ができやすい部位は、小腸の下半分（回腸）から上行結腸にかけてですが、腸の他の部分や、肛門周囲、胃、口腔内にも生じます（次頁図）。肛門部には、膿が溜まったり（肛門周囲膿瘍）、それがトンネルから皮下に出てくる（痔瘻《じろう》）ことが

クローン病の好発部位

口から肛門に至る消化管の全長にわたって、どこにでも病変が出現する可能性がありますが、特に回腸から盲腸にかけてが好発部位です。肛門部にもしばしば病変が出現します。

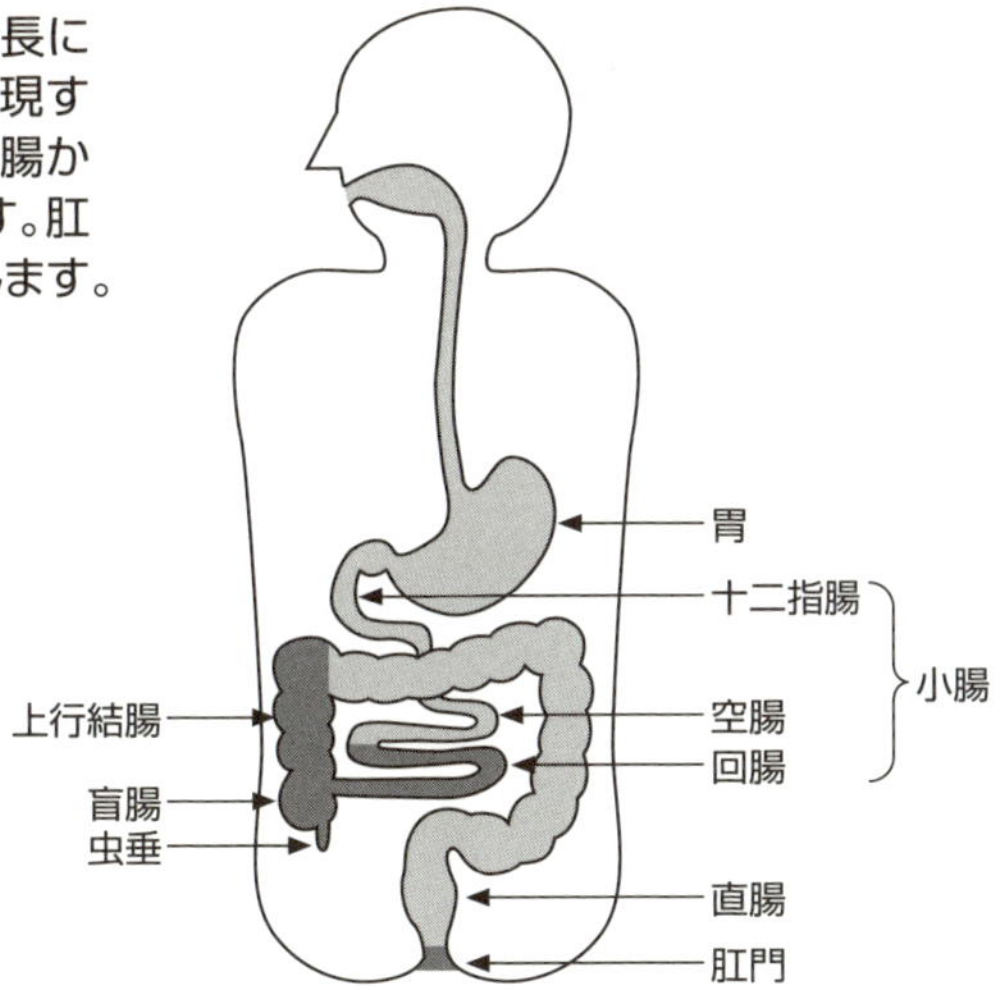

あり、痛みます。口腔内病変があると、ひどい口内炎や歯肉炎で食事が満足に摂れなくなることがあります。また、腸管外症状として関節炎や眼の炎症を伴うこともあります。

X線造影検査、小腸内視鏡、大腸内視鏡、生検（組織の一部を採取して顕微鏡で調べる）などの検査結果で他の疾患を否定し、診断を確定します。

どんな治療をするか

絶食して腸管を休ませる栄養療法

現在の治療ではまだ治癒を目指すことは困難で、できるだけ早く寛解状態に導入し、その状態を長期間維持することが目標になります。

炎症がある時期には入院して絶食とし、中心静脈カテーテル、または鼻から胃に挿入したチューブから栄養を摂るようにして、栄養状態を回復させつつ腸管を休ませる栄養療法が行われます。通常、1カ月ほどで症状が改善してきます。再燃を防ぐために、ペンタサ（商品名）、サラゾピリン（商品名）などのアミノサリチル酸製剤も用いられます。

炎症が強く、栄養療法のみでは効果が不十分な場合には、ステロイド、免疫抑制薬、あるいはレミケード（商品名）、ヒュミラ（商品名）などの生物学的製剤を用いて寛解導入を目指します。消化管の狭窄、穿孔、膿瘍形成などをきたした場合には、その部位を外科的に治療します。

また、日頃から低脂肪、低残渣食《ていざんさしょく》（低刺激食）を中心にして再燃を防ぐ心がけが必要です。

ステロイドの用い方

Q クローン病は若年者に多いが、ステロイドを長期間使うことになるの？

A **長期投与に再燃予防効果は乏しい**

必要な時期には十分な量を使って寛解導入を目指すべきですが、状態が改善したら減量し、原則的には中止します。少量のステロイドの内服を長期間続けても、再燃予防効果は乏しいとされています。

Q ステロイドを減量する方法は？

A **難治症例に生物学的製剤が効果**

アミノサリチル酸製剤や免疫抑制薬は、寛解導入および寛解維持に効果があることが証明されており、これらをうまく使うことが大切です。

最近、既存治療では寛解導入・維持が困難な症例には生物学的製剤の投与も認められ、重症例でも多くの場合にステロイドを離脱できるようになってきました。

肝臓の病気とステロイド

どんな病気か

自分の免疫細胞が肝細胞を攻撃する、自己免疫性肝炎

ひと口に肝臓の病気と言っても、ウイルス性（A型肝炎、B型肝炎、C型肝炎など）、腫瘍性（原発性肝癌、転移性肝癌）、代謝性（脂肪肝など）、薬剤性など多彩ですが、ステロイドが活躍するのは主に自己免疫性肝炎の場合です。肝臓におけるウイルス感染などの異常が明らかでないにも関わらず、肝臓を舞台とした炎症が繰り広げられ、自己の組織と反応する自己免疫反応の関与が推定されています。

原因は、膠原病など他の自己免疫疾患と同様、いまのところ不明です。中年の女性に発症することが多く、わが国の患者数は約1万人と推定され、厚生労働省の指定難病に含まれています。

特に自覚症状がなく、検診などでたまたまみつかる場合も多いのですが、症状が出る場合には、倦怠感、食欲不振、発熱、関節痛などが多く、進行すると黄疸もみられます。血液検査では、AST、ALTなどの肝障害の指標が高値を示す他、抗核抗体、抗平滑筋抗体、抗肝腎ミクロソーム抗体といった、自己免疫反応による特殊な項目が陽性を示します。肝臓に針を刺して組織を採取する肝生検が、診断確定に役立ちます。

自己免疫性肝炎は、放置するとよくなったり悪くなったりしながらも慢性に続き、やがて高頻度に肝硬変に至ります。肝臓は生きていくために必要なさまざまなタンパク質を合成する工場のような臓器ですから、これが肝硬変と呼ばれる状態になって機能が低下することは寿命を縮めます。

どんな治療をするか

ステロイドや免疫抑制薬が有効

肝硬変に至るのを予防するためには、ステロイドで肝臓における免疫的な炎症を抑制することが有効です。ステロイドの効果が不十分な症例では、免疫抑制薬を併用することがあります。ウルソ（商品名）という薬剤も有効で、ステロイドと併用で用いられます。

ステロイドの用い方

服用が長年にわたるので最少必要量での維持につとめる

まず、十分な量のステロイドで治療を開始してＡＳＴやＡＬＴの正常化を目指します。その後、徐々に減量し、ほぼ正常の肝機能が維持できる最少必要量を維持量として、長年にわたって服用し続けることになります。不用意に中断すると再燃し、その後は薬が効きにくくなる場合があるので注意が必要です。

血液の病気とステロイド

血液の病気には、種々の貧血をはじめ、白血病、悪性リンパ腫、多発性骨髄腫などの腫瘍性疾患などさまざまなものがありますが、ステロイドによる治療が中心となるのは免疫異常によって起こる自己免疫性溶血性《ようけつせい》貧血と、特発性血小板減少性紫斑病です。

自己免疫性溶血性貧血

どんな病気か

赤血球が破壊され、貧血になる

赤血球の表面の抗原と反応する自己抗体が作られて、赤血球が破壊されてしまう原因不明の自己免疫疾患です（下図）。厚生労働省の指定難病の

自己免疫性溶血性貧血の発症機序

赤血球と反応する自己抗体が産生されます。これが赤血球に結合すると、脾臓でマクロファージという異物処理を専門にしている細胞にとりこまれて破壊されてしまいます（血管外溶血）。さらに血液中の補体も、抗体の結合した赤血球を破壊します（血管内溶血）。

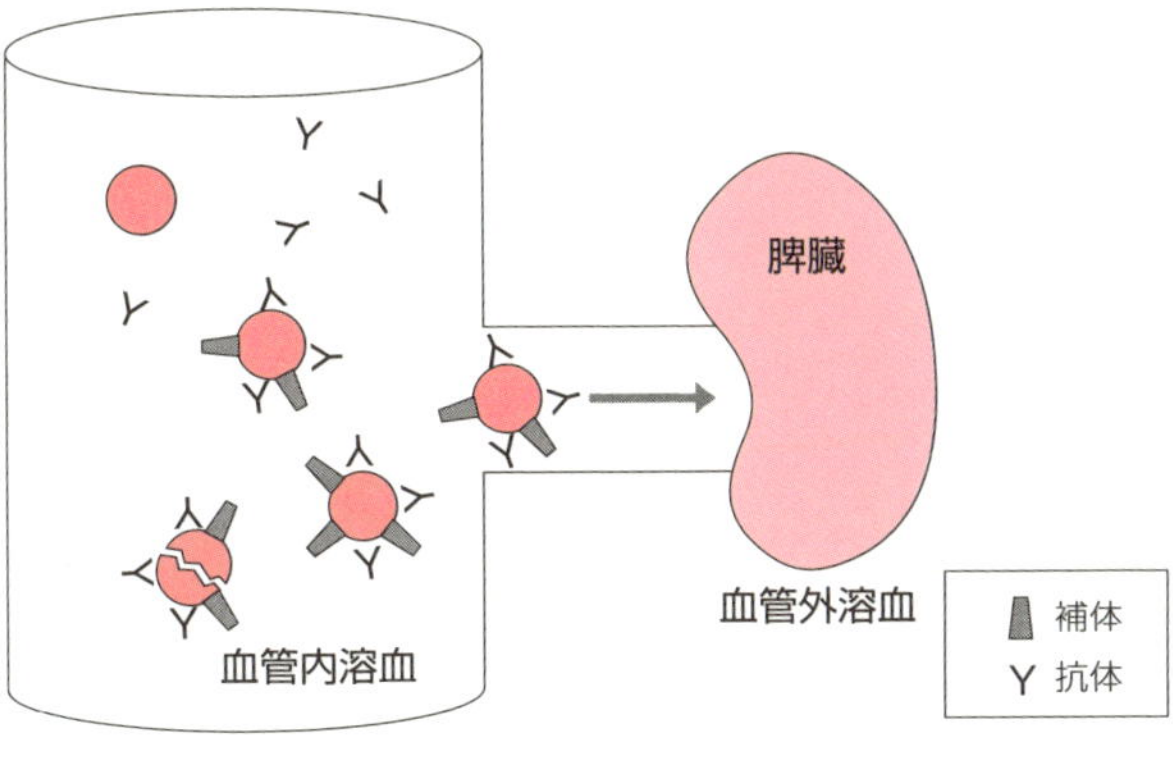

一つで、わが国における患者数は1500人程です。発症年齢は小児から高齢者まで幅広く、20歳代の若い女性と、70歳代の男女が比較的多くみられます。

悪性リンパ腫などの血液疾患や、全身性エリテマトーデスなどの膠原病に伴って発症する続発性と、基礎疾患のない特発性《とくはっせい》に分けることができますが、いずれにしても症状は貧血によるもの、すなわち動悸、息切れ、倦怠感などです。

どんな治療をするか

ステロイドの効果がなければ脾臓摘出術も考慮

大量のステロイドで自己免疫反応を抑制します。約8割の症例がステロイドのみで寛解しますが、効果不十分な場合には免疫抑制薬を併用します。

赤血球の多くは脾臓で破壊されるので、薬剤に抵抗性の症例に対しては脾臓摘出術が行われることもあります。脾臓は血液中に侵入した細菌などを捕捉する免疫組織ですから、摘出してしまっても通常の生活には差し支えありませんが、細菌感染症に対する抵抗力がやや弱くなります。

続発性の場合には、基礎疾患の治療もあわせて行います。

ステロイドの用い方

改善すれば必要最小量まで減らして維持

体重1kgあたり1mg（50kgの人なら50mg）のプレドニン（商品名）を毎日、4週間程度内服して、寛解導入を目指します。

改善したら、貧血の指標のヘモグロビン、溶血の指標のハプトグロビンやクームステストの結果を見ながら維持量（1日5～10mg）まで少しずつ減量します。さらに検査値が正常の状態が数年続くようであれば、ステロイドを中止できる場合があります。

特発性血小板減少性紫斑病

どんな病気か

血小板が脾臓で壊され、出血しやすくなる病気

血小板の表面の抗原と反応する自己抗体が産生されて、血小板が脾臓で壊されてしまう原因不明の自己免疫疾患です。厚生労働省の指定難病の一つで、全国で約２万４千人の患者が登録されています。急性型と慢性型がありますが、急性型は５歳以下の小児に多く、ウイルス感染症の後に発症して６カ月以内に治癒します。一方慢性型は、20歳代の女性、および中高年の男女に多く発症します。

血小板は血液１マイクロリットル（１辺が１㎜の立方体の体積）あたり20万個前後あって、けがなどで血管が損傷するとただちに集まってきて血栓をつくり、止血に重要な働きをする細胞です。これが３万個以下になると、外傷時の出血が止まりにくくなり、１万個以下になると外傷がなくとも出血するおそれがあります。

したがって、症状は出血傾向、すなわち歯肉出血（歯を磨くと血が出る）、鼻出血（鼻血が止まりにくい）、皮下出血（大きなあざができる）、性器出血（月経時の出血が止まりにくい）などが主体です。診断に際しては、骨髄の検査も行って、血小板の産生には異常がないことを確かめておく必要があります。

どんな治療をするか

血小板減少が顕著であればステロイド

軽症で出血傾向もない場合には、無治療で経過をみます。血小板減少が著明で出血の危険がある

場合には、ステロイドによる治療が行われます。十分な効果が得られない場合には、トロンボポエチン受容体作動薬、抗B細胞抗体、脾臓摘出術などを考慮します。

血小板数は少ないが、ふだんは出血傾向はない、という患者さんが手術、抜歯などを受けなくてはならない場合、一時しのぎですが、ガンマグロブリン大量投与という方法で血小板数をある程度回復させることがあります。緊急時には血小板輸血が行われることもあります。

また、胃にピロリ菌が感染している患者さんでは、抗生物質を使ってピロリの除菌をすると血小板減少症も改善してしまうことがあります。

ステロイドの用い方

胃潰瘍がないことを確認してから

体重1㎏あたり0.5～1㎎（50㎏の人なら25㎎～50㎎）のプレドニン（商品名）を毎日、4週間程度内服して、寛解導入を目指します。その後、徐々に減量して少量で維持するようにします。休薬できる場合もあります。

ステロイドの副作用の一つに胃潰瘍がありますが、出血傾向のある人にとっては致命的です。したがって、この病気でステロイドを使用する場合には、あらかじめ内視鏡検査で胃潰瘍がないことを確認し、胃潰瘍の治療薬も一緒に服用してもらうようにしています。

多発性硬化症とステロイド

どんな病気か

神経の刺激伝達に支障、体中に症状が出る

電線のまわりがビニールで被われているように、神経の周囲は髄鞘《ずいしょう》と呼ばれる特別な細胞膜で被われています。多発性硬化症は、脳や脊髄の所々で髄鞘が傷害されて、神経の刺激伝達に支障が出る病気です。

原因は不明ですが、遺伝的素因に何らかの後天的要素が加わって、中枢神経系（脳、脊髄）の中で異常な免疫反応が起こってしまうと考えられています。

どの部位がおかされるかによって症状は異なりますが、よくなったり（寛解）、悪くなったり（再燃）を繰り返します。厚生労働省の指定難病の一つで、全国の患者数は約1万2千人、発症年齢のピークは30歳前後で、やや女性に多い傾向があります。

症状は患者さんごとに異なりますが、視力障害（視力が低下した、視野が欠ける）、複視（物が二重に見える）、しびれ感、感覚鈍麻（感覚がにぶい）、運動麻痺、歩行障害、言語障害、排尿障害などのいずれかではじまることが多いようです。放置するとさまざまな症状が寛解、再燃を繰り返しながらも少しずつ増えていき、重症例では寝たきりになってしまうこともあります。

症状、髄液（脳や脊髄のまわりを囲んでいる水のような液体）検査、ＭＲＩにより診断します。

どんな治療をするか

再燃を繰り返す場合インターフェロン療法が有効

急性期には、できるだけ早く症状を軽快させて後遺症を少なくするために、大量のステロイドを投与します。寛解後は、いろいろな部位の麻痺や痙攣《けいれん》などの後遺症に対する対症療法が行われます。

さらに、寛解維持のためにインターフェロンベータ、フィンゴリモド、ナタリズマブ療法などの有効性が証明され、再燃を繰り返す症例に対して用いられています。

ステロイドの用い方

パルス療法後は経口投与で減量

急性期にはパルス療法といって、超大量のステロイドを3日間連日、点滴で投与する方法が行われます。その後、ステロイドは経口投与にして徐々に減量し、2週間程度で中止します。再発予防の目的で少量を長期間投与することは、効果がないといわれています。

■編著者
宮坂《みやさか》　信之《のぶゆき》（東京医科歯科大学　名誉教授）
■執筆協力者
上阪《こうさか》　等《ひとし》　（東京医科歯科大学大学院医歯学総合研究科膠原病・リウマチ内科学分野教授）
稲瀬《いなせ》　直彦《なおひこ》（東京医科歯科大学大学院医歯学総合研究科統合呼吸器病学分野教授）
角田《つのだ》　篤信《あつのぶ》（順天堂大学医学部附属練馬病院　耳鼻咽喉・頭頸科准教授）
古宇田《こうだ》寛子《ひろこ》（東京都保健医療公社大久保病院　耳鼻咽喉科医長）
横関《よこぜき》　博雄《ひろお》（東京医科歯科大学大学院医歯学総合研究科皮膚科学分野教授）
寺田《てらだ》　典生《よしお》（高知大学医学部内分泌代謝・腎臓内科学教授）
井上《いのうえ》　紘輔《こうすけ》（高知大学医学部内分泌代謝・腎臓内科学助教）
大野《おおの》　京子《きょうこ》（東京医科歯科大学大学院医歯学総合研究科眼科学分野教授）
窪田《くぼた》　哲朗《てつお》（東京医科歯科大学大学院保健衛生学研究科生体防御検査学分野教授）

新版　ステロイドがわかる本

平成 28 年 6 月 30 日　第 1 刷発行
平成 29 年 6 月 19 日　第 2 刷発行

編 著 者　宮坂信之
発 行 者　東島俊一
発 行 所　株式会社 法 研
〒 104−8104　東京都中央区銀座 1−10−1
販売 03（3562）7671 ／編集 03（3562）7674
http://www.sociohealth.co.jp
印刷・製本　研友社印刷株式会社
0123

SOCIO HEALTH
小社は（株）法研を核に「SOCIO HEALTH GROUP」を構成し、相互のネットワークにより、“社会保障及び健康に関する情報の社会的価値創造”を事業領域としています。その一環としての小社の出版事業にご注目ください。

ISBN978-4-86513-275-5 C0077　定価はカバーに表示してあります。